A Saúde Brasileira Pode Dar Certo

2ª Edição

A Saúde Brasileira Pode Dar Certo

2ª Edição

Claudio Lottenberg

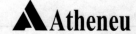

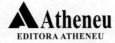

São Paulo — Rua Jesuíno Pascoal, 30
Tel.: (11) 6858-8750
Fax: (11) 6858-8768 • 6858-8766
E-mail: edathe@terra.com.br

Rio de Janeiro — Rua Bambina, 74
Tel.: (21) 3094-1295
Fax: (21) 3094-1284
E-mail: atheneu@atheneu.com.br

Belo Horizonte — Rua Domingos Vieira, 319 — Conj. 1.104

CONSULTORIA EDITORIAL: Health Conteúdos
PRODUÇÃO EDITORIAL: Angela Helena Viel

Dados Internacionais de Catalogação na Publicação (CIP)

L884s   LOTTENBERG, Claudio
A saúde brasileira pode dar certo – 2ª Edição /
Claudio Lottenberg. – São Paulo:Atheneu, 2007.

128 p. ; 16,5 x 23,5 cm

ISBN 85-7379-884-X

1. Política de Saúde – Brasil. 2. Saúde – Planejamento - Brasil. I. Título.

CDD 362.10981

Índices para catálogo sistemático:
1. Política de saúde : Brasil   362.10981
2. Saúde : Planejamento : Brasil   362.10981

CLAUDIO LOTTENBERG
A Saúde Brasileira Pode Dar Certo – 2ª Edição

© Direitos reservados à EDITORA ATHENEU — São Paulo, Rio de Janeiro, Belo Horizonte, 2010

À minha mãe, Cecília, à Ida e ao Ciriel.

Este livro espelha uma das facetas do autor, com o qual tive a satisfação de ter contribuído para a formação médica e humanística, entre outras. Claudio, desde os bancos escolares, sempre mostrou vocação e determinação em servir à coletividade.

Acumulou conhecimentos e experiências nas várias organizações públicas e privadas em que atuou e continua atuando. Não tenho a menor dúvida de que esta obra, com conceitos modernos e atuais, será de grande valia para a classe médica e a todos aqueles que participam do sistema de saúde, incluindo o ser humano, razão principal da profissão médica.

Prof. Dr. José Goldenberg
Vice-Presidente da Sociedade Beneficente
Israelita Brasileira Albert Einstein

A DISCUSSÃO TEÓRICA sobre a saúde no Brasil freqüentemente não aponta para a solução dos problemas. Por essa razão, livros raros como este, de Claudio Lottenberg, apresentam grande utilidade. Mais do que realinhar a problemática, Lottenberg apresenta opções e idéias consistentes que contribuem de forma significativa à escolha dos caminhos.

Este livro, útil para pacientes, médicos, fontes pagadoras e instituições governamentais e privadas, ajudará cada uma das partes a agir de maneira mais eficiente na construção de uma agenda positiva. Lottenberg – professor universitário, médico de sucesso e grande gestor na área da saúde – é uma das maiores autoridades nesse campo. Este livro consolida sua reputação.

Rubens Belfort Jr.
Professor Titular de Oftalmologia da
Universidade Federal de São Paulo

Membro da Academia Nacional de Medicina,
da Academia Brasileira de Ciências e da
Ophthalmologica Internationalis Academy

Prefácio

NA ABERTURA DO SEU LIVRO, diz Claudio Lottenberg que a saúde é um dos pilares sobre os quais se apóia o bem-estar e a segurança de uma população. É por esta razão que a Constituição Brasileira reconhece a saúde como um direito de todos e positiva assim, neste campo, o valor da promoção da igualdade por meio do alargamento da esfera de proteção do indivíduo na sociedade brasileira. O texto constitucional, neste contexto, realça o papel de políticas públicas sociais e econômicas voltadas para assegurar a tutela deste direito. A formulação, a execução e o aprimoramento dessas políticas requerem o conhecimento dos meios para torná-las viáveis no atual contexto da vida brasileira. Este é o tema deste livro de Claudio Lottenberg que tenho a satisfação de prefaciar.

Claudio Lottenberg discute, com conhecimento de causa, os enormes desafios que a saúde enfrenta em nosso país e aponta caminhos para o seu equacionamento. A sua reflexão está lastreada na sensibilidade de um médico preocupado com o paciente que não é um número, mas um indivíduo na sua singularidade. Beneficia-se da experiência da sua especialidade, a oftalmologia, que é um campo da medicina que possui características similares às de um processo de saúde completo, pois, além de associar clínica e cirurgia, incorpora a acelerada inovação tecnológica, lida com problemas de largo alcance para a população como a catarata e o glaucoma, – causas de cegueira que tendem a fazer-se sentir mais e mais com o envelhecimento da população – e enfrenta os problemas interdisciplinares, como os da glicemia e do diabetes, que afetam a visão. Tem o lastro dos conhecimentos hauridos na condução do Hospital Israelita Albert Einstein que, além de ser uma referência médica de alta qualidade, construiu parcerias com o poder público para ir ao encontro de demandas sociais, como é o caso do Programa Einstein da comunidade de Paraisópolis e o da inclusão do Hospital no Programa Nacional de Transplantes do SUS. Tira também proveito de sua experiência no setor público, fruto de recente passagem pela Secretaria Municipal de Saúde da Prefeitura de São Paulo. Na Secretaria, defrontou-se com hospitais que não apuravam custos, unidades básicas de saúde que não falavam com os hospitais, verificou a falta de preocupação com a regionalização do atendimento, constatou a inexistência de uma prática coordenada na compra de medicamentos na rede municipal de saúde.

Observa Claudio Lottenberg que os médicos são treinados para um trabalho solitário e fragmentado que não favorece a visão de conjunto dos problemas de saúde. Por isso, no capítulo dedicado à formação médica, aponta aspectos que precisam ser incorporados à formação profissional em medicina para a efetiva melhoria do cenário atual e futuro da saúde no Brasil.

O grande mérito deste livro é a superação da perspectiva fragmentada. É o instigante fruto de uma visão de conjunto. Foi elaborado com base no senso de observação derivada das experiências acima mencionadas e de um apurado estudo dos problemas de gestão e qualidade. Lida com o histórico do funcionamento da saúde no Brasil que levou, com o SUS, ao desvinculamento da saúde da previdência social. Trata dos contextos nos quais, na área privada, surgiram as seguradoras e os convênios. Fornece informações úteis sobre as políticas e práticas de saúde de outros países.

Registra Claudio Lottenberg, com precisão, que os custos do atendimento da saúde estão cada vez mais onerosos, tanto para a população quanto para os provedores da saúde, sejam os da rede pública, sejam os de entidades privadas. Para isso vêm contribuindo o prolongamento da vida e os cuidados médicos requeridos por pessoas com mais de 65 anos de idade, as doenças crônicas e o custo da medicina derivado da acelerada inovação tecnológica nos últimos 20 anos. Esta teve seu impacto nos exames complementares, cada vez mais sofisticados e também mais caros e com freqüência solicitados em excesso para um apropriado diagnóstico. Por outro lado é inegável a importância dos novos caminhos abertos pela ciência para a saúde, como é o caso das pesquisas da proteômica que se dedicam a compreender as proteínas criadas pelo genoma humano, da biotecnologia e das células-tronco. Por isso é necessário buscar um equilíbrio entre a sofisticação tecnológica, o diagnóstico e o tratamento, como aponta o A.

A lição diretiva deste livro é a de que na saúde não se cortam gastos mas desperdícios. Daí a ênfase dada aos indicadores; a diferenciação entre o papel da medicina preventiva e a que lida com o imprevisível, por exemplo, medicina do trauma; a importância do papel das unidades básicas de saúde para reduzir a sobrecarga do atual modelo hospitalocêntrico. É com base nesta diretiva que Claudio Lottenberg, associando a solidariedade à gestão, oferece uma contribuição da maior relevância para o encaminhamento dos problemas da saúde, do seu financiamento, da sua qualidade em nosso país, enfrentando inclusive a discussão do que cabe ao setor público e do que pode fazer o setor privado. Esta contribuição tem o mérito adicional de transcender o campo específico da sua análise. Representa a preocupação de um médico de espírito superior e comprovada liderança que, na elaborada convergência entre meios e fins, busca a ampliação do controle da sociedade brasileira sobre o seu destino, um destino que ele, com sensibilidade política, deseja ver permeado pela justiça social.

São Paulo, novembro de 2006.

Celso Lafer
Professor Titular da Faculdade de Direito
da Universidade de São Paulo
Foi Ministro das Relações Exteriores no
Governo Fernando Henrique Cardoso

Sumário

1   Gestão em Saúde, 1
2   Por Dentro da Medicina Privada e da Ação Pública, 9
3   Um Pouco de História, 19
4   Bases da Saúde Pública, 27
5   A Prática Hoje, 37
6   Qualidade, o Caminho Necessário, 45
7   A Oftalmologia e a Qualidade, 53
8   O Financiamento dos Serviços, 59
9   O Atendimento Privado, 65
10   A Administração da Saúde, 73
11   O Novo Profissional e a Formação Médica, 79
12   Tecnologia: em que e como Investir, 85
13   O Desafio das Doenças Crônicas, 91
14   O Hospital e as Estratégias para o Futuro, 97
15   Um Modelo Eficiente, 103

Gestão em Saúde

SAÚDE É UM DOS pILARES sobre o qual se apóia o bem-estar e a segurança de uma população. Investir nesse setor e propiciar condições dignas de vida às pessoas são medidas essenciais para que as múltiplas gerações convivam harmoniosamente ao longo do tempo. No entanto, a saúde certamente será também um dos maiores desafios que o Brasil e o mundo terão de equacionar no futuro próximo. E, neste momento, corresponde a um déficit crônico no campo social.

Constatar o que temos hoje para encontrar formas de lidar com esse dilema amanhã se faz extremamente necessário diante do cenário que se avizinha. Se agora o quadro – com todas as notórias dificuldades do sistema público e com o constante aumento de despesas administrativas para hospitais privados e de custos de serviços para grande parte da população – é suficientemente desafiador para os atores envolvidos nessa delicada trama, dentro de mais alguns anos ele será sufocante.

Uma das peças do complexo quebra-cabeça montado ao redor do tema é descobrir como custear a saúde e torná-la mais acessível dentro da proposta da eqüidade. O investimento está se tornando cada vez mais alto. Isso é de conhecimento de nações diversas, profissionais de variadas áreas e até do consumidor que mensalmente retira de seus vencimentos uma parcela para garantir o acesso ao médico e ao hospital. É preciso, portanto, ter respostas que atendam todas as partes. No meu ponto de vista, o debate nasce na esfera previdenciária, cujo processo de financiamento já vem sendo exaustivamente discutido. A bem da verdade, a saúde, enquanto elemento financiável e como mínimo social, teve suas raízes na previdência e, em razão disso, julgo válida uma abordagem acerca dessa origem comum.

A previdência social – que é pública no Brasil – cobre atualmente menos que 50% dos trabalhadores no País. Isso ocorre porque ela foi concebida mediante o modelo de carteira assinada. Num mundo com inúmeras mudanças nas relações que envolvem o sistema de contratação de trabalho, este mecanismo mais parece excludente que "includente". São milhões de pessoas no mercado de trabalho informal que não estão cobertas pelo seguro social, o que é preocupante. Para que a previdência de fato cumpra o seu papel de proteção em termos de aposentadoria, a sociedade deveria passar a aceitar e se adaptar às novas modalidades de relação do trabalho. Afinal, é imprescindível assegurar que o benefício se estenda a todo cidadão, seja ele funcionário com registro numa empresa ou alguém que não conta com essa segurança.

Essa discussão vai muito além da travada a respeito da idade de aposentadoria ou do tempo de contribuição. Afirmo tal porque existe uma distorção óbvia da finalidade da previdência social. Estamos dando ênfase à população que já dispõe de alguma proteção (aqueles que, em algum momento, estabeleceram uma relação formal de trabalho) e deixando de lado quem mais dela necessita (aqueles que não têm essa relação). Isto, de certa forma, é resultado de idéias sem consistência do papel que a previdência deve cumprir. Hoje, é percebida como uma extensão do tesouro e sua contribuição entendida como mais um imposto. Um engano. Trata-se de um seguro social cujas necessidades estão focadas em perspectivas contributivas que visam garantir ao cidadão um mínimo de adequação de vida em seu período de retiro. Mas sofreu um enorme desgaste levando o conceito de rede de proteção a um verdadeiro descrédito.

De volta ao quebra-cabeça, um passo acertado foi a separação dos mundos, o da saúde e o da previdência. As necessidades do primeiro, seu custeio e suas mudanças ante os avanços de ordem tecnológica merecem uma contextualização absolutamente diferente de métodos numéricos e de contas de sustentação. Se no caso da aposentadoria o foco no custeio pode ter grande ênfase, particularmente para o campo da saúde essa visão tem sido equivocada. Não quero dizer, evidentemente, que ela não tem custo. No entanto, o ponto importante da questão é que tenhamos eqüidade. Reside nesse aspecto o principal desafio da saúde em termos de direito social. Para isso não basta apenas o recurso, mas o aprimoramento permanente de sua utilização. Direitos universais com alocações e mecânicas de gestão bastante distintas.

Minha proposta é repensar a maneira como o tema vem sendo discutido e administrado. Controlar, aplicar e distribuir adequadamente os recursos destinados a esse setor e gerenciar – e antever – seus gastos não é um assunto propriamente novo. A gestão em saúde surgiu no início do século passado nos Estados Unidos. No princípio, os elementos que dela participavam eram o paciente, o médico e o hospital. A primeira menção feita a uma fonte pagadora data de 1929 quando em Baylor, no Texas, foi criado um plano de saúde para professores de escolas. Foi o que deu origem à conhecida Blue Cross e estimulou o conceito de seguro saúde, minimizando custos por parte dos consumidores e ampliando benefícios. Com o avanço da tecnologia e as crescentes despesas da medicina frente a essas inovações, o governo americano decidiu participar com recursos financeiros. Também estabeleceu atos que visassem criar subsídios federais para a área de saúde com o objetivo de modernizar as estruturas hospitalares. Esses projetos foram gerados efetivamente a partir da preocupação da sociedade com o aumento exponencial de custos. Em 1929, eles representavam 3,5% do Produto Interno Bruto (PIB) americano. Nos dias atuais, ultrapassam 16% de uma economia proporcionalmente mais pujante.

As primeiras tentativas de contenção desse crescimento galopante vieram na forma de congelamentos. Aos poucos, foram substituídas por mecanismos de pagamento diferenciados, que buscavam premiar a competência e não mais destacar o desperdício na hora de pesar o desempenho. O termo gestão ganhou maior espaço no momento em que começou a ser entendido como um desdobramento da ferramenta da qualidade. Nesse sentido, a avaliação deixa de ser uma medicina pontual, intervencionista e momentânea para ser abordada como uma visão processual. A palavra-chave no caso passa a ser valor, em vez de quantidade. Não se trata mais de mensurar se há ou não uma nova prática no atendimento. Gerir a saúde, portanto, envolve a análise das necessidades do paciente e dos diferentes insumos que, à luz da qualidade, possam agregar real valor a uma melhor prática assistencial. A gestão é a raiz. E um dos frutos de sua dinâmica é a sustentabilidade em razão da maior eficiência na utilização dos recursos.

A sociedade não aceita a iniqüidade. Nega qualquer discriminação que ameace a universalidade. Entretanto, ela não tem a noção exata dos processos necessários para se obter uma medicina de qualidade. Em virtude desse desconhecimento, exige ações que não promovem em princípio melhoria ao atendimento. Lamentavelmente, os grandes atores – os profissionais da saúde – não conseguem ou não têm os elementos ou o conhecimento para repassar essa maior racionalidade. Nós, médicos, fomos e somos treinados para um trabalho solitário, fragmentado, sem noção de conjunto. Por não entendermos que a dinâmica requer múltiplas integrações, agregamos gente, insumos e novos métodos. E, muitas vezes, agregamos pouco valor à assistência. Em função desse ponto de vista restrito, no qual a capacidade de compreensão do processo busca maior apoio em lógicas de sustentação financeira, perde-se a capacidade de argumentação na prática da qualidade, estabelecendo-se um duelo entre certo e errado sem acréscimo de valores ao paciente e ao exercício da medicina.

É certo que, nos períodos mais recentes, confundiu-se gestão com práticas remuneratórias. Isto é, o dinheiro norteava o que se pensava ser a melhor maneira de administrar a saúde, a ponto de o *managed care* ser compreendido como *managed cost*. O fundamento da remuneração pela *performance* tenta em parte rever esse conceito. Como a idéia é premiar os melhores resultados, faz-se essencial conhecer perfis epidemiológicos, práticas médicas baseadas em evidências, criar protocolos e, sobretudo, medir desempenho não com intuito punitivo, mas no tocante ao aprimoramento, conforme salientei anteriormente. A finalidade é o resgate da participação grupal e integrada dentro de um contexto social, colocando de lado experiências individuais que, embora válidas, nem sempre reproduzem ganhos da sociedade. Em tese, essa filosofia demonstra um compromisso com os valores do que chamo qualidade formal, aquela que pode ser medida e aprimorada sistematicamente, na qual cada insumo é adicionado na forma de melhoria permanente.

Participo dessa corrente desde que a gestão em saúde atraiu minha atenção, há aproximadamente dez anos. O interesse surgiu do desejo de conhecer mais a contribuição da comunidade judaica no cenário brasileiro. Sempre me identifiquei com as razões que levaram essas pessoas a construir uma instituição do porte do Hospital Israelita Albert Einstein, uma referência na América Latina. Sou um apaixonado pelo Brasil e me desaponta a falta de responsabilidade ética e social com este País por parte de alguns. Entretanto, no Albert Einstein pude entrar em contato com experiências incríveis de convivência que até então não encontrara, demonstrando que é possível atrelar a prática médica aos conceitos que fazem tanta falta a esta nação. A medicina, de um modo geral – e dentro desse contexto a qual me refiro –, faz pouco. Já a solidariedade contribui imensamente, chegando mesmo a ter mais impacto para a nossa realidade. Uma questão que me preocupa especialmente em relação às experiências comunitárias. Devemos muito a elas, porém a maioria se dá de forma amadora. Vale lembrar que o amador faz porque ama. Freqüentemente, essa disposição não é suficiente para lidar com os obstáculos que a saúde impõe a seus administradores. Diante disso, percebi que o empirismo não poderia prevalecer e que seria necessário um preparo multifacetado. Fui em busca de noções de gestão, aprendi sobre recursos humanos, sobre o papel do marketing (no sentido de viabilidade e não somente de promoção), aprofundei-me no uso apropriado dos recursos tecnológicos e no conceito de qualidade, por exemplo.

Na verdade, percebi que esse é um processo de educação ininterrupto. Recentemente, fiz uma revisão a respeito da cirurgia bariátrica, um procedimento que se vem tornando mais comum em virtude da epidemia de obesidade que atinge o planeta. É uma operação que envolve diversas técnicas, cada qual com vantagens específicas. Nos Estados Unidos, 80% dessas intervenções são pagas pelos seguros. Como lidar com o aumento da procura desse procedimento já que a população está engordando e, em conseqüência disso, apresenta maior incidência de diabetes e hipertensão, entre outras doenças? É fundamental discutir esses e outros pontos.

Sustento também que um gestor na área de saúde precisa ter formação holística. É importante estudar direito social, conhecer os mecanismos de financiamento e a epidemiologia. Ter vivência no setor público é desejável e manter a mente aberta pesa a favor. Um gestor da saúde precisa saber, por exemplo, o que é *healing* (conceito da medicina complementar que pretende integrar corpo-mente-espírito, buscando o equilíbrio do praticante) e conhecer suas controvérsias. O Albert Einstein não a inclui em seus serviços, mas eu não a trato com desdém. É preciso permitir a inserção de novos valores e ter claro que não se deve abortar a capacidade criativa. Ao mesmo tempo, ser visionário é importante. Quem quer comandar processos necessita dessa capacidade. De outro modo, será liderado, e não líder.

Com a alta competição que há no setor, temos procurado formar nossos próprios gestores. Qualquer instituição líder requer esse tipo de profissional, com o cabedal de informações que acabei de expor. Se for médico, detém uma série de informações que o habilitam a entender certos processos (caso contrário, é necessário aliar-se a um). Além disso, terá de optar entre prestar atendimento no cotidiano ou servir à comunidade de outra maneira. É inevitável fazer escolhas, especialmente diante da complexidade que a administração adquiriu. Esta é a tendência de toda uma geração que se aproxima da liderança da gestão médica.

Liderar uma instituição como o Einstein é realmente uma oportunidade enorme de crescimento humano e fonte de inúmeras experiências. Uma das minhas primeiras tarefas foi entender como a nossa sociedade se situava no cenário de filantropia. Perguntavam-me de que modo fazer com que uma entidade filantrópica na área de saúde pudesse, com a maior objetividade, resolver um problema de caráter social. Nesse âmbito, é interessante observar o grande contraponto vivido pelo Brasil, que mescla dois mundos quando se fala em saúde. De um lado, a medicina privada, que guarda traços de um trato negocial, conforme a dos Estados Unidos. De outro, o Sistema Único de Saúde (SUS), que é o campo do direito social, semelhante ao existente nos países europeus. Compreendi que, em saúde, é imperioso não seguir o sentido clássico que se dá à prática, no qual os ricos dão aos pobres aquilo que lhes sobra. Por isso, as ações durante esse período não foram assistencialistas nem escolhidas ao acaso. Ao contrário, fizemos sinergias com o poder público, implantando parcerias que iam ao encontro das demandas das comunidades atendidas. Entramos também no programa de transplantes, no Programa de Saúde da Família (PSF) e criamos diversas unidades, como a de oftalmologia com atendimento absolutamente gratuito. O Albert Einstein começou a se inserir amplamente dentro de um perfil filantrópico muito mais consistente. Orgulho-me muito disso. E essa experiência me fez encontrar o equilíbrio entre os dois mundos.

Sem dúvida, a saúde é um direito pétreo. Mas para tal é absolutamente necessário criar mecanismos de acesso com lucidez gerencial. Esse caminho depende do financiamento. Para que ele seja adequadamente alocado, deve estar apoiado em processos claros, transparentes e justos. A prática do corte ao desperdício depende de conhecimento e não pode ser feita sem medidas apropriadas. O mundo caminha nesta direção. Por sinal, o sistema europeu, que tem uma densidade de proteção social muito expressiva (ao contrário do americano), já se prepara para esse tipo de abordagem. Na Inglaterra, mais precisamente na Câmara dos Comuns, mede-se a *performance* médica desde 1995. Isso também ocorre no Canadá. Não vejo uma medicina séria que busque eqüidade sem questionar os princípios que apontam as melhores práticas. Não é algo simples. À frente do Albert Einstein, senti a urgência de uma revisão da educação médica acadêmica para que as escolas abordem a gestão com a devida clareza e objetividade. Não é o que tem acontecido. Embora essa relação seja absolutamente comum em vários ramos de prestação de serviços, ela ainda é nova na saúde. Entretanto, será imprescindível em um cenário de responsabilidade com autoridade, que é básico quando a especificação se acentua como ocorre na medicina. No âmbito privado existem sinais evidentes desse movimento. Na esfera pública, ele está em um momento embrionário. Isso porque as discussões estão sendo estimuladas em torno de uma dinâmica ultrapassada, envolvendo privatização ou não do sistema de saúde dentro de foros partidários. Porém enquanto o debate não estiver focado no paciente e nas suas demandas, não levará a lugar algum.

O fato é que estamos buscando um sistema de qualidade e com acesso. O que importa é que ele atinja o paciente a partir do setor privado ou público. A meu ver, com uma alta especificação, com uma sofisticação tecnológica cada vez maior, não há espaço para o sistema público inovar e renovar na velocidade em que o cidadão necessita. Por isso, defendo uma inserção maior por parte do sistema privado na prestação de serviços. Esse mecanismo agrega valor na cadeia que oferece assistência à população. Para tanto, a saúde precisa ser examinada como um todo e não dentro de uma perspectiva binária e radical como setor público ou privado. Executada pelo público ou pelo privado, a prestação do serviço deve garantir a eqüidade, a universalidade, a integralidade e, acima de tudo, a qualidade.

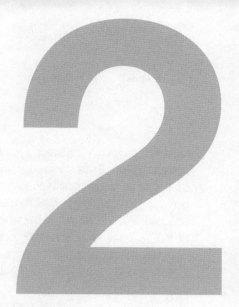

Por Dentro da Medicina Privada e da Ação Pública

QUANDO INICIEI MINHA gestão à frente do Einstein (como o hospital é carinhosamente chamado pela população), em janeiro de 2002, ele já era um dos principais e mais modernos hospitais da América Latina. Assumia, portanto, uma instituição forte e reconhecida. Como manter e expandir essa atuação? O que fazer para estimular a equipe a buscar respostas para as questões que o futuro da saúde nos colocava eram alguns dos desafios que se apresentavam.

Ao chegar, porém, encontrei a instituição envolvida em um conflito. Dias antes, o jornal *Folha de S.Paulo* publicara uma reportagem questionando o título de instituição filantrópica conferido aos hospitais de alta complexidade. Essa condição isenta hospitais e universidades privadas do pagamento de contribuição previdenciária em troca da prestação de serviços à sociedade. Respondemos assumindo, obviamente, nossa ação na área de responsabilidade social que nascera com a fundação de nossa Sociedade Beneficente. Afinal, tínhamos alguns bons exemplos dos serviços que prestávamos à comunidade. Entre eles, o Programa Einstein da Comunidade de Paraisópolis, que hoje atende 17 mil pessoas com trabalhos de assistência ambulatorial, médicos de família, entre outras ações. Ele é destinado aos integrantes desta que é uma das maiores favelas de São Paulo. Deixei claro, porém, que a disposição de fornecer assistência à população em geral faz parte de um ideário mais amplo, norteador do trabalho e da postura do hospital desde sua inauguração, em 28 de julho de 1971. Ele obedece aos princípios do judaísmo de ajuda mútua e de justiça social, a *Tkedaká*. O Einstein surgiu com essa vocação e faz questão de cumprir sua parte no que diz respeito ao trabalho voltado à comunidade.

Mas a questão deu-me uma lição muito importante. Permitiu-me enxergar que precisávamos crescer ainda mais na área da responsabilidade social. Primeiro porque sempre acreditamos que a saúde é um direito social que precisa ser usufruído por todos. E o hospital, por ter uma função a cumprir nesta vertente, deveria atuar de forma paradigmática. Ao lado do bem-sucedido hospital, deveríamos criar mais um diferencial. Se esse era o debate, iríamos além. E foi o que fizemos.

Decidimos aumentar as nossas ações nessa área. A partir daí, nasceu, por exemplo, o Projeto Itinga. Como sempre fizemos, sem conotação de caráter partidário, respondemos à convocação e assumimos em nome da comunidade judaica nosso papel no Programa Fome Zero. O trabalho foi realizado na cidade de Itinga, a 700 quilômetros de Belo Horizonte. É uma das mais miseráveis do País. Profissionais destacados pelo Albert Einstein participaram e ainda participam de uma pequena, porém fabulosa, revolução em curso no município. Primeiro, eles contribuíram para o levantamento das principais deficiências da cidade e do planejamento do que poderia ser feito para mudar o cenário. Interviu-se inicialmente no combate à anemia infantil, um dos problemas identificados, com o treinamento de agentes comunitários para que dali em diante eles pudessem assumir a promoção da saúde naquela localidade.

Abrimos outras frentes, além dessa. Criamos um paradigma no modelo de saúde privada com a inclusão do hospital no Programa Nacional de Transplantes, do SUS. O Albert Einstein firmou-se como um dos principais centros especializados nesta intervenção de alta complexidade. Entre 2002 e 2005, mais de 90% dos transplantes de fígado, rins e pâncreas realizados no hospital foram por meio do SUS, com ótimos resultados. Houve redução de 33% no número de transfusões sangüíneas nos transplantes de fígado e a taxa de sobrevida dos pacientes após um ano é de 90%. São níveis comparáveis aos obtidos nos melhores centros americanos e europeus. Há ainda a iniciativa da criação do Banco de Cordão Umbilical, em 2004, e sua integração à rede pública de banco de cordões. Foi o primeiro banco público de sangue de cordão umbilical do Estado de São Paulo.

Essas iniciativas permitiram o estabelecimento de um novo modo de participação nas políticas públicas, no qual o trabalho feito para a sociedade é avaliado segundo sua qualidade e não pela quantidade do que se oferece. Mais do que isso, um modelo também avaliado de acordo com as demandas que exigem sofisticação tecnológica em uma velocidade que as instituições públicas não conseguem atender. Iniciou-se, dessa maneira, a percepção de que uma parceria estratégica entre o setor governamental e o setor filantrópico deverá ser apoiada em um perfil que transcenda as questões meramente contábeis.

Do lado de dentro do hospital, havia outros desafios. Um dos principais era motivar os colaboradores a continuar com compromisso o trabalho de expansão de nossas ações usando a plenitude de sua criatividade. Ou seja, precisava fazer com que eles não se acomodassem só porque o Boeing já estava no ar. Entendi que, para fazer isso acontecer, era necessário exercer a verdadeira liderança – a capacidade de criar uma nova realidade e mostrar um novo caminho a seguir. E que para viabilizar essa integração era necessário mais do que a autoridade conferida pelo cargo. Era preciso ter legitimidade. E, para merecê-la, um líder tem de se esforçar. Deve dar sinais nítidos de seu conhecimento, exemplos de ética, demonstrar paixão, ter visão de futuro. Além disso, as experiências e colocações dos outros devem ser consideradas para que não se caia no erro de achar que o mundo só pode ser explicado pelo seu ponto de vista.

Também acredito que a liderança está associada à capacidade de concretizar mudanças e, sobretudo, à humildade. Desde cedo vi que não eram suficientes o aprendizado médico, as noções de gestão ou a experiência pessoal. Era essencial manter um senso de observação aguçado, ser bom ouvinte e fazer um grande esforço para enxergar nas pessoas o que elas têm de melhor. Essa foi uma das heranças deixadas por minha mãe, Cecília, que me ensinou a privilegiar nos indivíduos as virtudes aos defeitos e diferenciá-los por suas qualidades.

Essa maneira de entender o gerenciamento de uma equipe nada tem de paternal, ao contrário do que muitos administradores julgam. Ser um bom líder tem a ver também com o fato de atribuir ao colaborador autoridade para exercer sua função com responsabilidade, um conceito que chamamos de *accountability*. Ele precisa entender que faz parte de um processo importante e que suas ações repercutem no desempenho geral. E para isso é preciso até mesmo permitir-lhe o erro e o seu reconhecimento, sem jamais o ocultar para que dessa maneira aprenda a usar a mecânica do ciclo da qualidade de Deming. Esse conceito prevê o planejamento, a execução, a avaliação e novamente a atuação com o objetivo de aprimorar permanentemente a qualidade. Outra atribuição do líder é estimular a capacidade criativa individual levando à expansão das funções e dos campos de ação, afinando a sinergia do time. Na minha maneira de ver, essas são atitudes importantes para quem deseja administrar equipes. Elas independem de qualquer conhecimento técnico, mas fazem parte indispensável do perfil da liderança.

Como médico, precisava conhecer instrumentos técnicos de gerenciamento para realizar uma boa gestão. Como falar em atendimento de qualidade ao paciente sem que a instituição tenha uma boa saúde financeira, por exemplo? Estudei muito até situar o ponto central dessa questão: em saúde não se cortam gastos, cortam-se desperdícios. E eles são muitos. Um exemplo é bem ilustrativo de quanto isso é verdade. Há alguns anos, não havia no Albert Einstein uma padronização nos atendimentos aos pacientes vítimas de acidente vascular cerebral (AVC). Cada médico dava a assistência de acordo com sua experiência. Era um problema que não nos permitia fazer comparações entre os métodos para saber qual deles se mostrava mais eficiente. Com o objetivo de evitar esse obstáculo, criamos um protocolo de atendimento sustentado pela chamada medicina baseada em evidências. Ele contempla apenas os procedimentos e testes verdadeiramente úteis e reconhecidos pela ciência, necessários ao bom tratamento. Dessa maneira, evitamos o desperdício sem prejudicar o atendimento. Muito pelo contrário.

    Cumpro agora meu segundo mandato como presidente do hospital. No meu plano de vôo, tenho cuidado especial com o futuro. Quais serão as necessidades da população em termos de saúde nos próximos anos? O que esperar de um hospital? Já entendi que essa instituição não pode mais se limitar ao papel de atendimento puro e simples dos doentes. É preciso transformar o hospital em um sistema de promoção de saúde. Há algumas maneiras de fazer isso. Uma delas é investir na formação de uma sólida base de dados informatizada para que se conheçam detalhadamente os problemas mais incidentes, os pontos de gargalo, os desafios que surgirão daqui para frente. Sem isso, não há como planejar o futuro.

    A outra estratégia para ampliar o alcance dos hospitais, atualmente, é investir muito em pesquisa e na geração de conhecimento. No Albert Einstein, desde 1998, funciona o hoje chamado Instituto Israelita de Ensino e Pesquisa. Um ano depois, inaugurou-se o Centro de Pesquisa Clínica para estudos clínicos e epidemiológicos. Em 2000, foi a vez de surgir o Centro de Pesquisa Experimental para a realização de pesquisa de ponta.

    Todas essas ações são derivadas de uma disposição permanente para acompanhar as modificações que ocorrem no mundo e da vontade de aprender. Costumo dizer que a ambição não é nada se não for acompanhada de conhecimento. Juntos, eles levam longe.

A Passagem pela Secretaria Municipal da Saúde: Boas Surpresas e Tristes Confirmações

Durante a infância, vi meu pai, Marcos, dedicar-se a muitas atividades comunitárias. Foi conselheiro do próprio Albert Einstein e do Clube A Hebraica – respeitado e conhecido centro da comunidade judaica em São Paulo. Ele achava – e me ensinou – que todos deveriam fazer algo para a sociedade. O convite para assumir a Secretaria Municipal da Saúde de São Paulo na administração do ex-prefeito José Serra, em

2004, levou-me a recordar os ensinamentos de meu pai. Aceitei entusiasmado e seguro. Imaginava usar minha experiência do setor privado para contribuir na área pública.

E foi o que fiz. Queria organizar estruturalmente a assistência à saúde, formando uma estrutura a partir da qual o sistema funcionasse de maneira inteligente e produtiva, assegurando atendimento de qualidade. E para isso, é claro, todo dinheiro seria bem-vindo. Porém carregava comigo também a certeza de que bons resultados não dependem só de verbas. É necessário ter organização. E isso, decididamente, é artigo em falta na saúde pública.

Posso dizer que não havia o básico em termos de informação. Com exceção do Hospital da Vila Maria, as outras 14 instituições municipais não apuravam seus custos. Não havia comunicação entre as unidades, planejamento e padronização das ações nos postos de assistência básica, a compra e a dispensação de medicamentos também não obedeciam a critérios consistentes e estabelecidos de acordo com a real necessidade da população.

Vi que tinha um árduo trabalho à frente, como um médico diante de um paciente com falência múltipla de órgãos. Uma das minhas primeiras ações foi criar o *Documento Norteador – Compromisso das Unidades Básicas de Saúde com a População*. Meu objetivo era definir com os servidores dessas unidades sobre a função, as responsabilidades e as metas de cada centro. É assim que uma boa empresa pública ou privada funciona, ou pelo menos deveria funcionar. Sem estabelecer metas e papéis não é possível cobrar atuações e resultados. O documento é bem detalhado e contempla desde conceitos gerais, como as finalidades de uma unidade de assistência básica, até designações de que maneira deve operar o setor de almoxarifado e a definição de uma rotina de reuniões para melhorar a troca de informações e deixar os centros mais integrados.

Aprimorar o funcionamento das Unidades Básicas de Saúde (UBS) é fundamental na saúde pública. Elas são a primeira porta de entrada no sistema. Portanto, se há erro nessa fase, ele certamente irá perdurar e repercutir nas outras estruturas. Um trabalho feito em Boston, nos Estados Unidos, mostrou que 90% dos casos atendidos nos prontos-socorros não são emergências. São pessoas que buscam o hospital para tratar uma dor de cabeça, fazer um exame que poderia ter sido agendado, ou simplesmente para ganhar um pouco de atenção. O resultado disso é que há uma superlotação nos serviços de emergência, com uso de recursos, profissionais treinados e equipamentos que poderiam ser utilizados para as devidas finalidades. E onde esses cidadãos poderiam encontrar o atendimento que procuram? Na Unidade Básica de Saúde. É lá que precisam realizar uma boa consulta e receber atendimento preventivo para evitar que cheguem à rede pública apenas quando a doença está tão agravada que a única maneira de tratá-la é dentro do hospital, quando o sofrimento para o paciente é muito maior e os custos para o estado também são superiores.

Mas os postos não podem funcionar sozinhos, como ilhas. Eles devem estar integrados ao sistema todo. Notei que as unidades não "falavam" com os hospitais e tampouco havia uma preocupação em regionalizar o atendimento. Para resolver essa falta de interação, criamos o eixo da prática assistencial. Os pacientes devem ser encaminhados aos hospitais da região com o máximo de informações possível. É importante para o profissional que for atendê-lo no hospital saber, por exemplo, se ele já passou por alguma cirurgia, se teve algum tipo de intercorrência, quais suas necessidades. No esquema que montamos para que tudo isso fosse possível, o coordenador ambulatorial e o hospitalar conversavam entre si. Além disso, implantei um modelo no qual havia apenas cinco subsecretarias de saúde para racionalizar e integrar ainda mais as ações. Antes, havia uma subsecretaria para cada uma das mais de 30 subprefeituras.

Outra providência da qual senti imensa necessidade logo nos primeiros dias como secretário foi a de criar um sistema de implementação de metodologia de indicadores – entre eles os custos – nos hospitais para saber, afinal, quanto cada um deles gasta e como. Porém, nosso diagnóstico inicial revelou grande desconhecimento sobre os conceitos, os métodos e a organização da informação que pudesse levar à apuração correta dos custos. Planejamos então um curso de capacitação aos diretores das unidades. Afinal, a saúde pública também deve formar gestores.

Não se pode planejar e executar um bom plano de gerenciamento da saúde pública sem informação sobre custos e sobre muitas outras coisas. É fundamental ter indicadores para basear as ações e torná-las efetivas. Sem um bom banco de dados e uma leitura correta do que eles querem dizer é como navegar sem bússola. Em maio de 2005, a Secretaria lançou o *Atlas da Saúde*, uma radiografia da saúde na cidade de São Paulo desenvolvida pela Prefeitura paulistana em conjunto com o Hospital Israelita Albert Einstein. Sabíamos, por exemplo, que as doenças do aparelho circulatório são as que mais matam na capital. Com os dados, fizemos um levantamento dos recursos disponíveis e das necessidades de cada região para atender às principais demandas. Há áreas onde a carência maior é a instalação de um serviço para atendimento de AVC. Em outras, o que faz mais falta é um aparelho de hemodinâmica.

Mas é indispensável também montar um belo sistema informatizado de registro e troca de informações para que os dados reais sobre vários itens do sistema – de número de pacientes a estoques de medicamentos – sejam conhecidos. Entre outras iniciativas que criamos nesse sentido, estava uma cujo objetivo era aferir a qualidade dos serviços nos hospitais por meio do levantamento de informações de taxa de infecção hospitalar e de realização de cesarianas, por exemplo. Quanto maiores os índices desse gênero, pior a qualidade da instituição. Também desejávamos saber os níveis de *performance*, como as taxas de ocupação, de permanência médica, de índice de giro de pacientes. A partir dessas informações, é possível estabelecer metas e cobrá-las. Outra frente que abrimos para melhorar o sistema de informação foi a aplicação da tecnologia da informação, com a implantação do Sistema Siga Saúde. Ele tinha por finalidade integrar virtualmente as UBS e os hospitais.

Na minha passagem pela Secretaria, também observei que outro grande gargalo era a maneira como os remédios eram oferecidos. Nada racional e ordenado. O que havia era uma lista de medicamentos armazenados em quantidades aleatórias e sem qualquer critério. Para resolver o problema, a primeira atitude foi criar um comitê científico com respeitabilidade acadêmica para padronizar e formular uma lista referente a informações epidemiológicas. Desta maneira, a oferta de medicamentos obedece à lógica de dispor e oferecer aquilo que a população realmente precisa e com respaldo qualitativo. Pouca ordem havia ainda no sistema de compras dos hospitais. A prática de compras em conjunto inexistia. Cada hospital fazia as suas aquisições, o que diminui o poder de pressão da prefeitura. Quem é da área privada sabe que quanto maior a compra, maior o poder de negociação pelo melhor preço.

Ao todo, foram seis meses como secretário de Saúde da maior cidade do País. Esse período me fez confirmar coisas que já sabia e lamentava, mas revelou surpresas também. Primeiro, a triste verificação de que há o enraizamento de uma cultura entre servidores que já se habituaram a serem mal pagos, a não cumprirem metas, horários, que enxergam o serviço público mais como um "bico" do que como um trabalho – e dos mais importantes. Depois, a constatação de que na área pública importam mais os projetos de visibilidade do que os planos que de fato mudarão o atendimento, mas que não ganham espaço na mídia. Neste caso, os resultados demoram a aparecer. Bem diferente de inaugurações de prédios novinhos que brilham diante de olhos interessados apenas nas eleições. Infelizmente, as ações ainda são pautadas pelas questões políticas. Os programas não têm continuidade e podem nascer e morrer de acordo com a conveniência do momento. Ainda prevalece a lógica compensatória. Os políticos falam o que a população quer ouvir, sem voltar-se para as questões mais importantes das quais podem sair planos de longo prazo que realmente mudem a vida do povo.

Deixei a Secretaria convencido de que a melhor forma de relação é mesmo a democrática, transparente. No início, o trabalho com os técnicos não foi nada fácil. Mas aos poucos, a partir das ações e da clareza de objetivos, encontrei em muitos deles bons aliados. Eles chegavam a ficar surpresos, como que se olhar para a saúde com mais atenção e carinho fosse algo inimaginável. Quando saí, recebi diversas mensagens de apoio e reconhecimento. Concluí também – e aí está a melhor surpresa dessa passagem pelo setor público – que há muitos bons profissionais dentro do serviço público interessados de verdade em melhorar o nível da saúde pública no País. Basta que ela finalmente seja levada a sério, dando condições de trabalho a quem realmente quer mudá-la.

3

Um Pouco de História

O FINANCIAMENTO DA SAÚDE é uma questão complexa e delicada. Primeiro porque os custos do atendimento estão cada vez mais onerosos, tanto para a população como para cs provedores de serviços, sejam eles representados pela rede pública ou por entidades privadas. Segundo porque se a conta está pesada hoje, amanhã ela será ainda maior. A razão é simples: estamos vivendo mais e esta sobrevida se deve inclusive à melhoria dos recursos que oneram o próprio sistema, fazendo um verdadeiro círculo virtuoso na qualidade de vida e outro, vicioso, no incremento do custeio. E é notório que, quanto mais tempo tivermos de vida, mais chances teremos de necessitar de tratamentos especializados, acompanhamento rotineiro e intervenções que exigirão alto investimento, das próprias pessoas e dos governos que financiam a saúde direta ou indiretamente. No Brasil, há ainda um particular: as políticas de saúde estão vinculadas, ao menos no tocante ao financiamento, em parte à previdência social. Para entender melhor esse aspecto, vale lembrar como surgiu esse programa e como o tema se relaciona à manutenção da assistência médica garantida pelo Estado.

Nos primórdios da medicina no Brasil, o País contava mais com boticários do que com médicos. O motivo é que faltavam profissionais da saúde. Consta, por exemplo, que em 1789 havia quatro médicos no Rio de Janeiro. Nesse ambiente de alta demanda e pouca oferta especializada, a sociedade teve de se adaptar. Com a necessidade batendo à porta e sem ter a quem recorrer, a população começou a procurar auxílio direto não entre os que prescreviam tratamentos, e sim com aqueles que entregavam os remédios: os próprios boticários. Por isso, as farmácias da época proliferaram. Mas o Brasil precisava de médicos. E isso era óbvio. Em 1808, dom João VI inaugurou em Salvador o Colégio Médico-Cirúrgico. No mesmo ano, fundou a Escola de Cirurgia, no Rio de Janeiro. Ambos ligados ao Real Hospital Militar.

Um outro fato que merece atenção foi a nomeação de Oswaldo Cruz, pelo presidente Rodrigues Alves, para comandar o Departamento Federal de Saúde Pública. Naquela época, a cidade do Rio de Janeiro sofria com a febre amarela. Cruz estava decidido a erradicar a enfermidade e, então, adotou um trabalho tenaz de desinfecção que não angariou a simpatia dos habitantes. Foram preparados cerca de 1.500 agentes, que estavam encarregados de combater o mosquito transmissor da doença. Algumas vezes, entretanto, a população se queixou de abuso da autoridade e da truculência com a qual era eventualmente tratada. A campanha não tinha o cunho de informar, ensinar ou orientar, e sim de fiscalizar, inspecionar. A reação só iria piorar quando o sanitarista determinou que, para lutar contra a varíola, era preciso que homens e mulheres se vacinassem. E fez isso na forma de uma lei, a 1.261, em outubro de 1904, que valia para o país inteiro. O episódio foi um dos fatores que rendeu à cronologia da república a famosa "revolta da vacina". As pessoas se organizaram em movimentos, rebeladas com a legislação e com tamanha interferência do Estado em suas vidas.

Apesar do descontentamento e da impopularidade, Oswaldo Cruz conseguiu vitórias significativas. Ele realmente erradicou a febre amarela no Rio de Janeiro, conforme tinha proposto. O modelo que implantara – com a realização de campanhas – recebeu reconhecimento e foi seguido outras vezes. O mérito do sanitarista não se limitou a isso. Ele concebeu a saúde pública de um modo mais completo. Além do serviço criado para o combate da doença, implantou um laboratório bacteriológico, um programa de engenharia sanitária, o instituto soroterápico federal, uma inspetoria de isolamento e desinfecção e ainda um departamento encarregado de colher informações dos moradores como meio de definir melhor as ações de saúde. Medidas que revelam o pensamento de alguém capaz de ver longe para resolver os problemas básicos da população.

Carlos Chagas, o sucessor de Oswaldo Cruz, aprimorou o modelo que o sanitarista desenvolvera para as campanhas de saúde ao inserir trabalhos de educação para a população. Foram criados ainda departamentos especializados em combater a tuberculose, a lepra e as doenças venéreas. Aos poucos, o atendimento feito por meio de ações dirigidas começou a se deslocar para o interior. As epidemias estavam controladas nas grandes cidades brasileiras.

De toda a forma, a administração da saúde pública se restringia a essas campanhas e à criação de instituições nas quais eram internados os doentes mentais ou exilados os portadores de doenças, como a tuberculose. Mas nada havia que garantisse ao cidadão uma aposentadoria ao final dos anos trabalhados, um meio de assegurar condições minimamente favoráveis para continuar sua vida. Também não havia pagamento de férias, bem como de qualquer tipo de pensão. Mas entre os operários que faziam a incipiente indústria brasileira crescer havia imigrantes italianos, que traziam na bagagem conhecimento de direitos trabalhistas (conquistados na Europa) e idéias anarquistas.

Insuflada, a classe operária se mobilizou e realizou duas greves gerais, em 1917 e 1919. A principal conquista da luta dos trabalhadores foi a aprovação, em janeiro de 1923, da lei Eloy Chaves, o início da previdência social. Ela instituiu o sistema de Caixas de Aposentadoria e Pensão (CAPs), que englobava funcionários do setor privado. Entretanto, não se tratava de um benefício automático. Um grupo de trabalhadores de uma empresa precisava pedir a sua formação, que era constituída pela receita vinda da contribuição de empregados e de um percentual da arrecadação da companhia. Essa verba era recolhida mensalmente pela empresa, que se encarregava de fazer o depósito numa conta criada com esse fim.

Entre os objetivos das CAPs estava, além da prestação de benefícios como pensões e aposentadorias, a oferta de "auxílios", caso do auxílio-natalidade e do auxílio-doença. Os fundos tinham de prover socorro médico para o funcionário e seus dependentes, remédios oferecidos com preço especial, assistência a quem se acidentasse e até uma ajuda para custear funerais. Ou seja, as questões médicas estavam atreladas às da previdência, pelo menos no custeio, o que contracenava com a proposta de um serviço público prestador de atendimento na saúde. E assim elas andaram, juntas, durante muito tempo. O "detalhe" é que, naquela época, o custo da saúde tinha valores irrelevantes. Os hospitais eram administrados por entidades caritativas. Em geral, as pessoas se dirigiam para esses lugares para morrer ou para cuidar de alguém. A questão da complexidade, portanto, não era tema a ser considerado.

No princípio, a União não participava das CAPs, porém depois isso acabou ocorrendo. As primeiras caixas foram abertas por trabalhadores de estradas de ferro. Para custear as despesas, as tarifas extras passaram a ser repassadas aos usuários da malha ferroviária. Mas, entre as décadas de 1920 e 1930, novos fundos foram constituídos por diversas categorias profissionais e, assim, aos poucos, a população transformou-se num importante contribuinte desse sistema. Em 1930, o número de CAPs passava de 40, com mais de 140 mil segurados e oito mil aposentados. Alguns anos depois, as caixas já eram cerca de 200.

Com o governo Getúlio Vargas, nos anos 1930, foram operadas mudanças nesse quadro. O presidente criou o Ministério do Trabalho, Indústria e Comércio e também o Ministério da Educação e Saúde. Em 1934, uma nova Constituição Federal determinou que a contribuição das CAPs envolvesse a União. Ou seja, o Estado assumiu uma parte da receita e instituiu uma massiva política social, projetando o conceito de seguridade social. Na mesma década, as caixas foram unificadas e incorporadas pelos Institutos de Aposentadoria e Pensões (IAPs), que tinham abrangência nacional. Os fundos deixaram de ser organizados por empresas, sendo formados segundo a categoria profissional. Havia o dos bancários, o dos ferroviários e o de funcionários públicos, por exemplo. Outras diferenças devem ser mencionadas. Enquanto nas CAPs um colegiado composto por empregados e empregadores gerenciava o programa, nos IAPs a gestão cabia a um representante da União, com auxílio de um colegiado integrado por trabalhadores e empresários, que não tinham poder deliberativo. Do ponto de vista do financiamento, a contribuição dos funcionários deixou de ser um percentual ligado ao faturamento da companhia. Foram fixados índices de acordo com o pagamento salarial. O problema é que naquela época os recursos já eram insuficientes para dar cabo das necessidades de atendimento médico. Por isso, eles passaram a ser tratados como aplicações de capital. Era praticamente uma poupança.

É bom que se diga que, de acordo com a organização ou com o peso político de cada categoria profissional, a qualidade do atendimento de saúde apresentava nuances. O IAPs dos marítimos, por exemplo, oferecia assistência hospitalar com internação de 30 dias. Um diferencial valioso! Não havia, portanto, um caráter único no que se refere ao programa de saúde. Nesse sentido, passou-se a buscar alternativas. Na década de 1940, começou a surgir a assistência médica suplementar. Algumas empresas, tanto privadas quanto públicas, adotaram modelos com serviços próprios ou então faziam o reembolso do gasto com médicos e hospitais. Em 1956, médicos formaram um grupo para prestar atendimento a funcionários de uma empresa, feito com a fixação de um pré-pagamento, sinalizando o que seria um plano de saúde num gênero parecido com o que se encontra hoje. Já no sistema previdenciário, o atendimento médico não era foco do programa nem os segurados estavam muito atentos a esse tópico. Esse cenário se alterou a partir da segunda metade dos anos 1950. As despesas da previdência social com assistência médica, até 1950, não atingiam 10% do total. Na década de 1960, esse índice superou 20%.

Durante esse período, ocorreu um processo de uniformização dos Institutos de Aposentadoria e Pensão. Em 1960, foi promulgada a Lei Orgânica de Previdência Social, que tinha a meta de padronizar os benefícios a todos os cidadãos com vínculos formais de trabalho (a carteira assinada, para dizer no jargão popular). Quatro anos depois, veio o golpe militar. E, em 1967, aconteceu finalmente a unificação dos IAPs com a criação do Instituto Nacional de Previdência Social, o notório INPS, órgão ligado ao Ministério do Trabalho. O que se passou a seguir? O número de contribuintes aumentou significativamente, já que o repasse de dinheiro era automático e envolvia a massa de trabalhadores do Brasil. O aporte financeiro, por conseqüência, subiu também. Mas havia o outro lado da moeda.

Ao unificar os institutos, o governo militar teve de praticar todos os benefícios criados pelos IAPs. Era o caso da assistência médica que, naquele momento, ainda não tinha a complexidade que hoje apresenta. O problema é que a estrutura existente não comportava o total de segurados. Em outras palavras, o sistema previdenciário não tinha condições de atender a população. O governo resolveu que os recursos seriam repassados a hospitais privados, estabelecendo convênios e contratos para pagamento pelos serviços prestados. Era o pró-labore. O foco estava no tratamento individualizado. Pagava-se pelo que o cidadão recebia. Não havia uma política de saúde preventiva, por exemplo. Ou melhor, em 1975 foi instituído o Sistema Nacional de Saúde, cujo princípio era desenvolver ações para promoção da saúde. Estava estabelecido que os cuidados terapêuticos ficariam por conta do Ministério da Previdência e Assistência Social (criado no ano anterior), enquanto as atividades de prevenção deveriam correr por conta do Ministério da Saúde. Mas isso funcionou apenas no papel. As verbas para esse fim praticamente não existiam. A opção estava clara: a União destinava seus recursos para o atendimento de enfermidades.

Evidentemente, essa maneira de gerir a saúde aos poucos passou a apresentar seus defeitos. Em virtude da falta de investimentos em programas que servissem à população em geral, as epidemias não foram debeladas nem os indicadores de saúde conseguiram melhorar. O aumento progressivo dos custos administrativos, de atendimento e de tratamento da população e o crescente desenvolvimento tecnológico e terapêutico começaram a pesar fundo no bolso do governo. O país também já tinha deixado para trás o período do milagre econômico. Sem falar nos problemas de sempre quando a questão é a gestão de recursos públicos (como o desvio de dinheiro e a aplicação das verbas para outros objetivos que não a saúde).

A crise de financiamento que se abateu sobre a previdência e a saúde foi duradoura. Em 1981, surgiu o Conselho Consultivo de Administração da Saúde Previdenciária. Propostas para reformar o modelo foram apresentadas. Um dos meios encontrados para diminuir os pesados custos foi investir no atendimento público. Na Constituição de 1988, pela primeira vez foi assegurado que a saúde era um direito do cidadão. Algo precisava ser feito para garantir que esse direito fosse preservado. Mas o dilema continuava.

Um dos acontecimentos mais importantes dentro desse cenário crítico foi o fim da contribuição sobre folha de salários na composição dos recursos destinados à saúde. Isso se deu em 1994. Ou seja, a partir daquele ano o dinheiro obtido pelo repasse dos trabalhadores seria usado apenas para a Previdência Social. Foi mais ou menos como puxar o cobertor para aquecer uma parte, enquanto se descobria outra. A crise do financiamento da saúde, evidentemente, não se arrefeceu. De um modo ou de outro se tentava resolver o impasse. Para se ter idéia, em 1995, para saldar dívidas com os hospitais, o governo utilizou o montante de 1,2 bilhão de reais do Fundo de Amparo ao Trabalhador (FAT), aberto em 1990 com o dinheiro do PIS-Pasep para pagamento do seguro-desemprego e para o fomento de projetos de geração de emprego. Em 1996, reconheceu-se oficialmente que o governo não tinha condições de pagar o devido pelos serviços médicos prestados. No ano seguinte, passou a vigorar a Contribuição Provisória sobre Movimentação Financeira (CPMF), uma proposta do ministro da Saúde da época, o cardiologista Adib Jatene, que, no final, acabou desviando recursos anteriormente utilizados em saúde para outros fins. Mas essa é uma história para outro capítulo.

A cronologia apresentada até este momento mostra como o financiamento é uma questão que permeia constantemente o tema saúde. E mostra de que maneira a previdência se desvinculou dos recursos aplicados no atendimento médico da população. A meu ver, foi uma medida correta porque, conforme enfatizei no primeiro capítulo, previdência social e saúde são questões de naturezas diversas. No entanto, é preciso ressaltar que dentro de mais alguns anos os custos com as aposentadorias atingirão níveis estratosféricos. É um fenômeno que ocorre no mundo inteiro. Graças aos avanços da medicina, estamos vivendo mais. E, portanto, estaremos mais sujeitos à necessidade de assistência, ainda mais porque há uma prevalência de males crônicos com a chegada da idade. Além disso, os indivíduos estão se aposentando precocemente. Ante esses fatos a pergunta que se faz é: estamos preparados para enfrentar os desafios que virão?

As estimativas já estão apontando os futuros complicadores. Nos Estados Unidos, as despesas com saúde subiram de 1,3 trilhão de dólares em 2000 para cerca de 2 trilhões de dólares em 2006. Em relação ao produto interno bruto, isso equivale atualmente a 16%, aproximadamente. A previsão é que esse percentual seja de 20% em 2015. Em relação a esses números, é importante observar que nos Estados Unidos o setor público vem assumindo papel preponderante no atendimento de alta complexidade. No atendimento médico básico e nos serviços clínicos, a iniciativa privada tem uma participação muito superior.

Por que é fundamental pensar nos aposentados já que o que se discute é o financiamento da saúde? Estudos demonstram que pessoas com 65 anos ou mais utilizam a assistência hospitalar três vezes mais do que aquelas com idade inferior. Os idosos têm maior incidência de eventos, com complexidade maior, o que exige freqüentemente períodos longos de internação. Nos Estados Unidos, em 1985 calculava-se que os americanos com mais de 65 anos representavam 11% da população. Em 2035, eles serão em torno de 21%. Ou seja, não há como fugir. Os custos crescerão proporcionalmente. Na Europa, o impacto será ainda maior. Isso porque o continente tem um enfoque mais voltado para a saúde como direito social. Em razão disso, a assistência médica é menos tratada como mercado, caso que ocorre entre os americanos. Em países como a Inglaterra, a Suécia e a França o percentual da população que conta com assistência médica garantida pelo Estado é de 100%. Cerca de 90% dos franceses têm algum tipo de atendimento privado, que está mais voltado a serviços complementares (o básico é assegurado pelo governo federal). Entre os ingleses, o índice é de 11%. E menos de 2% dos suecos utilizam um seguro privado para essas questões. Interessante notar que na Inglaterra o serviço privado está mais concentrado na faixa etária entre 45 e 64 anos (12%) do que entre os maiores de 65 anos (5%). Aliás, são os profissionais em cargos gerenciais que optam por fazer seguros para ter algo a mais do que o atendimento oferecido pelo governo.

Em relação aos aposentados, o governo inglês é o principal responsável pelos cuidados relativos a esse segmento. Os fundos também recebem recursos vindos da iniciativa privada. Há uma participação crescente de entidades sem fins lucrativos. O número de leitos dirigidos a populações sem recursos, por exemplo, teve um aumento entre 1994 e 2001, chegando a 31.639. Já a disponibilidade de leitos dentro do setor privado caiu 4% no mesmo período. Os pacientes com mais de 85 anos, por exemplo, enfrentam resistência para serem internados em casos terminais, recebendo cuidados paliativos em casa. Mas vale lembrar que o debate acerca do modelo de atendimento está em pleno vigor no Reino Unido. Os habitantes se queixam da queda na qualidade da assistência. E o governo sente a elevação dos custos da saúde. Entre 1998 e 2002, as despesas subiram 6% ao ano. Avalia-se que recentemente esse índice atingiu os 9%. O ministro Tony Blair tem revelado, em discursos, que nos últimos três anos aumentou em 30% o aporte para a saúde. E tem sido enfático quanto aos custos do setor no Reino Unido. Há uma Comissão para Aprimoramento da Saúde encarregada de investigar esse e outros aspectos em busca de saídas que permitam a manutenção da boa qualidade do atendimento, mas que também amortizem essa crescente e assustadora taxa de crescimento dos gastos. Afinal, esse é um problema que atinge todos os cidadãos.

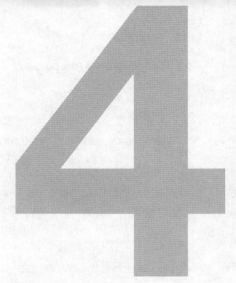

Bases da Saúde Pública

ARTIGO 196 DA CONSTITUIÇÃO FEDERAL – *A saúde é direito de todos e dever do Estado, garantido mediante políticas sociais e econômicas que visem à redução do risco de doença e de outros agravos e ao acesso universal igualitário às ações e serviços para sua promoção, proteção e recuperação.*

Compreender o atual estágio da saúde no Brasil, dividida entre a assistência oferecida pelo Estado – em diferentes instâncias – e o serviço prestado por consultórios, clínicas e hospitais particulares, requer outra viagem pela história. Por que isso se faz necessário? Para entendermos em que momento e como o País optou por uma medicina centrada na prática imediatista, as razões que levaram esse modelo ao estrangulamento e os motivos que culminaram na criação do SUS, que anualmente realiza cerca de 12 milhões de internações. Essa análise histórica permite ainda discutirmos os desafios que médicos e gestores deverão enfrentar nos próximos anos frente ao quadro atual e ao que se desenha: os custos da alta complexidade dos procedimentos, o aumento da demanda e a busca pela adequação do sistema para um modelo que atenda a população de maneira a se assegurar o que determina a Constituição Federal, ou seja, a saúde como um direito de todos.

No capítulo anterior, vimos como a assistência médica foi incorporada à Previdência Social. Durante muitos anos, esse vínculo deixou as questões da saúde em segundo plano. Porém, não havia sentido em discuti-las sob a ótica previdenciária, pois ambas têm naturezas distintas. No entanto, a agregação da assistência médica acabou acarretando na formação de um conceito que se revelaria, anos depois, como ineficaz no atendimento da população.

É interessante notar que havia um pensamento corrente que acompanhou durante anos a assistência médica no Brasil. Segundo essa linha de raciocínio, cuidar da saúde dos brasileiros era vital para nosso crescimento como nação. Em 1948, foi criado o primeiro Conselho de Saúde, conforme registros do Ministério da Saúde. Naquele ano reconheceu-se que atender às demandas dessa área era uma função administrativa do governo de vital importância. De acordo com o postulado da época, quanto melhores as condições de saúde do povo, maiores as possibilidades econômicas do País.

Essa linha de pensamento surgiu muito antes. Nos primeiros anos da República, o Brasil foi marcado por uma política sanitarista impulsionada em parte pela necessidade de crescimento do comércio exterior. Cidades como Rio de Janeiro e Santos, portas de entrada para navios de bandeira estrangeira, conviviam com epidemias que espantavam as embarcações vindas de fora. Não controlar esses problemas, portanto, significava perder recursos fundamentais para a expansão do País. A ação higienista, no entanto, como já foi exposto anteriormente, não se focava na informação para a população.

A atenção dada às cidades e a outros centros urbanos não se verificava no interior. Males como a doença de Chagas e o amarelão – a enfermidade que acomete o personagem Jeca Tatu, criado por Monteiro Lobato, por exemplo – afetavam fortemente a população rural. Em função disso, alguns médicos passaram a desenvolver a idéia de que a saúde deveria estar a cargo do Estado. Deveria ser centralizada para que se elaborasse um amplo plano de saneamento capaz de combater as endemias.

Na era Vargas, as políticas sociais ganharam ênfase. Porém, as ações e as mudanças adotadas foram desenhadas a partir de um projeto de crescimento industrial do País. Foi também um período de intensificação do movimento sindical. A implementação de um programa previdenciário incorporou a despesa médica. Entretanto, o foco estava nas conquistas trabalhistas e na formulação de caixas de aposentadorias e invalidez. As demandas da saúde ficaram em segundo plano. Mais do que isso: a assistência médica fazia parte de um acordo entre empregado e empregadores, ainda que o Estado tivesse uma participação na composição dos fundos instituídos para garantir as caixas.

Das caixas para os institutos de aposentadorias e pensões, a evolução não implicou mudanças no acesso à saúde. Quem tinha assistência era o portador de carteira assinada, justamente quem contribuía com a previdência. E havia diferenças na qualidade da assistência. Determinadas categorias profissionais tinham direito ao melhor atendimento e cobertura, estabelecendo-se no caso uma espécie de competição corporativa em busca dos melhores benefícios. Era desse modo que se discutia a qualidade do atendimento. Uma questão restrita aos trabalhadores registrados e tão-somente a eles. Não havia, portanto, universalidade do acesso, nem eqüidade.

Com o fim da era Vargas, abriu-se espaço para pesquisas mais aprofundadas entre os especialistas a respeito da saúde pública e da assistência médica. No centro do debate, a saúde estava relacionada ao desenvolvimento do Brasil e era vista como um bem econômico. Afinal, principalmente as enfermidades nas populações rurais ainda representavam obstáculos para o plano de aumento da produção agrícola. Mas essas discussões não resultaram em transformações significativas. Em julho de 1953, foi instituído o Ministério da Saúde. Seu papel, entretanto, era muito limitado. A pasta estava mais voltada para campanhas dirigidas às doenças endêmicas e para a educação da população. E apesar de ser a área mais diretamente associada ao tema, as ações sanitárias não eram exclusivas da nova pasta. Outros órgãos do governo ainda atuavam nesse campo, o que não permitia a concentração de recursos financeiro e humano no recém-criado Ministério.

Como se nota, até esse período da cronologia brasileira, a saúde não era discutida globalmente como um direito de todos. Ela, aliás, se dividia em dois setores, a saúde pública – orientada para campanhas centralizadas – e a assistência médica – desenhada para o atendimento individual, pois era dirigida ao trabalhador registrado e oferecida conforme a categoria profissional a que pertencia. No entanto, começava a surgir um questionamento a respeito da maneira como o governo administrava as questões da saúde. Um grupo de sanitaristas sensíveis às desigualdades sociais, que já era gritante, sustentava que não era a ampliação dos gastos com as doenças que proporcionaria um cenário mais favorável para o País. No entendimento dessas pessoas, o maior desenvolvimento econômico, sim, promoveria uma melhoria geral na qualidade de vida da população. Também alegavam que não deveria existir a divisão na política de saúde tal qual ocorria. Além disso, acreditavam que cada ação de combate a alguma endemia não deveria se restringir à enfermidade em si. As campanhas, segundo esses sanitaristas, seriam mais efetivas se envolvessem o conjunto dos males que afligiam os brasileiros. No início da década de 1960, os sanitaristas mais progressistas passaram a defender a redefinição do Ministério da Saúde, que estaria mais adaptado ao quadro econômico-social da época. Mas veio o movimento de 1964 e essas idéias foram abandonadas.

Nesse ano, o primeiro ministro da saúde do regime militar manifesta a intenção de incorporar ao ministério a assistência médica proporcionada pela Previdência. Porém, não foi isso que aconteceu. Em 1967, com a reforma administrativa federal, coube à pasta a elaboração da política nacional de saúde, as ações médicas e paramédicas, as campanhas preventivas, a vigilância sanitária de fronteiras e portos, o controle de alimentos e remédios e a pesquisa médica. Nesse mesmo ano foi implantado o Instituto Nacional de Previdência Social (INPS), que reuniu todos os institutos de aposentadorias, padronizando a assistência médica que era ofertada. E, assim, o acesso ao sistema de saúde que existia na época manteve-se restrito aos brasileiros que tinham vínculos formais de emprego. Observe-se ainda que, nesse período, os gastos se concentravam no pagamento dos serviços médicos, responsabilidade do INPS. A saúde pública, a tratada pelo Ministério da Saúde, não recebia a mesma parcela de verbas.

Outro aspecto decisivo dessa fase foi o processo de transformação da saúde num modelo mais voltado para a comercialização. O INPS incorporou técnicos vindos de um dos maiores institutos de aposentadoria, o dos industriários. A visão desses técnicos era privatizante e deu larga vazão ao processo de fortalecimento dos hospitais privados, em detrimento das instituições públicas. Com a tecnocracia imposta pelo regime militar, a discussão política sobre os rumos da saúde deu lugar a uma prática medicalizante. Isto é, o objetivo era apenas tratar a doença do funcionário. A obrigatoriedade de padronizar os benefícios médicos das diferentes categorias profissionais fez surgir a necessidade de se buscar meios de oferecer assistência para todos os brasileiros empregados. A saída foi contratar serviços privados para atender à demanda. Entre o final dos anos 1960 e a década de 1970, consolidou-se um importante complexo hospitalar privado, que vinha se formando desde os anos 1950. As instituições particulares começaram a se expandir grandemente, algumas vezes financiadas com recursos públicos. Ao mesmo tempo, as filantrópicas, que antes constituíam a maioria, ficaram em segundo plano. Os números comprovam essa tendência: em 1960, a quantidade de hospitais privados aumentou 14,4%; em 1971, esse índice foi de 44% e, no ano seguinte, a taxa chegou a 45,2%.

Façamos um parêntese. Não considero errado desenvolver um negócio em saúde. Ela pode ser, sim, conduzida como uma empresa, mas entendida como um verdadeiro direito social. O setor hospitalar é um valioso segmento do mercado e também um vital parceiro das políticas de saúde que visam oferecer o que existe de melhor para a população.

Na década de 1970, novas tecnologias foram incorporadas aos hospitais, o que também representava investimento. Essa praxe era considerada vital já que a visão de excelência no atendimento médico correspondia exatamente à oferta de equipamentos e processos de ponta. Valorizava-se o procedimento hospitalar. Com isso, os custos da saúde se elevavam consideravelmente. E eles não pararam de subir.

Com a crise social e econômica, o modelo previdenciário demonstrou sinais de esgotamento. Em função de ter privilegiado a medicina curativa e o atendimento imediatista, a política de saúde se deparou com a incapacidade de combater os dilemas coletivos (entre eles, a mortalidade infantil) e atender os brasileiros sem cobertura da previdência. Bateu-se de frente ainda com o crescimento galopante dos pagamentos feitos aos serviços privados, com a incorporação de tecnologia sem a devida necessidade por estas instituições e pelas públicas, com o exagero na produção de procedimentos de alta complexidade e com as fraudes no setor – fatores que, diga-se, encontramos até mesmo nos dias atuais. Além disso, os custos elevados da tecnologia já não permitiam que os indivíduos bancassem pessoalmente o atendimento médico. Aos poucos, o incipiente segmento de convênios médicos ganhou mais e mais importância.

Sem recursos para sustentar esse modelo, o governo viu-se num impasse. Além de ter de lidar com o crescimento dos custos, lidava com o descrédito coletivo nesse sistema. Soluções passaram a ser debatidas entre os anos 1970 e 1980. Entre as propostas, havia a privatização da assistência médica, que se nortearia pelas lógicas de mercado. O Estado ficaria encarregado das políticas de saúde pública. Havia também quem desejasse um modelo que contemplasse os dois mundos e que conduzisse políticas regionalizadas. E surgiu ainda um movimento chamado de sanitário, que sustentava que a saúde era um direito de todos e que deveria ser prestado diretamente pelo Estado.

As mudanças no cenário político acabaram por influenciar o processo de transformação da administração da saúde no Brasil. Em 1988, a Assembléia Constituinte determinou, no artigo 196 da Constituição Federal, que a saúde é um direito de cidadania e um dever do Estado. Esse direito, conforme descrito no documento, está garantido pela força de políticas sociais e econômicas que visem reduzir o risco de doenças e de outros agravos e assegurar o acesso universal, integral e igualitário aos serviços e programas para toda a população, sem distinções. Estava criado o SUS. Ao Ministério da Saúde ficou a responsabilidade de conduzir a política de saúde. No entanto, a Previdência Social continuava com uma participação nesse setor, encarregada do repasse de uma parcela do montante arrecadado com a cobrança de seguridade.

O modelo do SUS só foi determinado em 1990. A ele coube o repasse de recursos federais para Estados e Municípios. Também ficou encarregado de encaminhar verbas para hospitais privados sem fins lucrativos (como as entidades filantrópicas) e algumas instituições lucrativas de maneira complementar. Na legislação ficou definido que a saúde tem "como fatores determinantes e condicionantes, entre outros, a alimentação, a moradia, o saneamento básico, o meio ambiente, o trabalho, a renda, a educação, o transporte, o lazer e o acesso aos bens e serviços essenciais: os níveis de saúde da população expressam a organização social e econômica do país".

Infelizmente, os problemas não acabaram por aí. A criação do SUS e a garantia do direito universal à saúde são peças fundamentais para a garantia de um padrão justo de vida aos cidadãos brasileiros. A questão é que, desde essa época, não se viabilizou um projeto que assegure a manutenção desse direito nos moldes do que preconiza a lei. É uma grande virtude ter implementado os conceitos de universalidade e eqüidade. Mas para isso é preciso que as instituições ofereçam o melhor para um grupo cada vez maior de pessoas. No entanto, não requer muito esforço colher histórias de filas imensas de homens e mulheres aguardando por atendimento, de consultas marcadas com meses de espera e de ausência de procedimentos mínimos. Ao mesmo tempo, atendimentos de alta complexidade são lançados ao Estado – que oferece baixa remuneração aos procedimentos realizados no setor privado –, elevando ainda mais os custos governamentais.

Na história do SUS, buscaram-se diferentes meios de financiamento. No princípio, a União estava encarregada de mais de 70% do orçamento do sistema. A participação da Previdência foi sendo reduzida ano após ano, saindo de 80,2% em 1987 para 17,4% em 1993. A razão era a necessidade de compensar o déficit previdenciário. Em 1994, o ministério decidiu cortar de vez esse aporte. A alegação era de que não havia dinheiro suficiente para contemplar os segurados. Desde então os recursos obtidos junto à folha salarial dos trabalhadores brasileiros passaram a ser destinados unicamente para a Previdência Social.

Essa separação teve um mérito: o de apartar as esferas, uma medida essencial para a elaboração de planos que contemplassem a diversidade de suas demandas e naturezas. Mas, é claro, contribui também para o agravamento das finanças da saúde. Houve uma grande reforma da Previdência à custa da saúde. O Ministério da Saúde acabou recorrendo a empréstimos junto ao Fundo de Amparo ao Trabalhador. Em 1995, o governo federal obteve 1,2 bilhão de reais, via Fundo, para quitar dívidas feitas com instituições hospitalares. Em 1996, a crise do setor atingiu um ponto no qual o então ministro, o cardiologista Adib Jatene, reconheceu que não havia meios de remunerar os prestadores de maneira adequada. A solução? Jatene propôs a Contribuição Provisória sobre Movimentação Financeira (CPMF), um meio de garantir recursos para a saúde por um prazo de um ano (que, como todos sabemos, foi ampliado até a situação em que se encontra atualmente). O Congresso Nacional aprovou a medida naquele ano e o imposto entrou em vigor em 1997.

Outro problema surgiu. O recurso foi desviado de seu fim. Jatene pediu demissão. E o dilema do financiamento da saúde persistiu e se ampliou. A falta de verba para pagamento de procedimentos, os baixos salários oferecidos aos profissionais e a necessidade de as instituições públicas sobreviverem, oferecendo leitos aos convênios médicos, eram sinais claros de que o sistema necessitava de ajustes. A Constituição de 1988 não havia estipulado vínculos de recursos para a saúde. Notou-se, depois, que havia a necessidade de um compromisso orçamentário, pois, com a política de cortes de despesas do Estado, a saúde estava sofrendo com recursos cada vez menores. Em setembro de 2000, o Projeto de Emenda Constitucional 29 (PEC 29) estabeleceu um mínimo para que os governos – a União, os Estados e os Municípios – investissem em saúde. Por exemplo, determinou-se que o governo federal aumentasse a verba para saúde na mesma proporção do crescimento do PIB. A esse respeito, vale reportar um comunicado do ministro da Saúde José Serra que revelou que, entre 1994 e 1998, o gasto com esse direito social universal caiu 12,4% em relação ao PIB. O total de despesas, por sua vez, havia subido 22,6%.

Frente a esse histórico e diante dos desafios que se impõem hoje e se apresentarão amanhã, é vital repensar o sistema de saúde. Não apenas o público. O privado também sente os efeitos dos aumentos de custos – ele é, em parte, conseqüência de um sistema público ineficiente. O Brasil comporta atualmente 7.200 hospitais. Deles, 55% são públicos. Os demais são privados. Mas isso não significa que não prestem atendimento público. Costumo dizer que, em medicina, existe uma inflação própria do setor. Ela é cinco vezes superior à da economia nominal. Está cada dia mais evidente que o Estado tem uma capacidade limitada para financiar a assistência médica. Na alta complexidade, ele já assumiu esse custo, pois quem financia o privado quando necessita de alta complexidade faz valer o seu direito constitucional e utiliza o SUS para isso. Temos um legado para administrar e isso não é fácil. Ainda gastamos pouco em saúde, comparado a outros países, inclusive os da América do Sul. No entanto, o que noto é o desperdício de recursos por erros de gestão. Gastamos em ineficiência, em procedimentos desnecessários, em processos administrativos mal executados e orientados. Diante de tudo que já foi exposto, é imperioso lembrar que o compromisso da saúde deve estar focado no cidadão. E a verdade é que, em saúde, vivemos num mundo de ilhas, em que cada um trabalha dissociado. Está na hora de isso mudar.

Quando a Constituição coloca um dispositivo em que a saúde é um direito, ela estabelece um compromisso político de que o cidadão tem direito à saúde. Com isso, mobiliza todos os setores no entendimento da importância da pauta da saúde.

O que aponto como erro é o fato de que alguns segmentos da sociedade, ainda hoje, pensam que o desafio deve procurar e encontrar respostas somente em prestadores de serviços governamentais. Esse direito tem de chegar à população e o governo tem de ser o grande garantidor de que isso será feito plenamente, dentro dos princípios de eqüidade, universalidade e integralidade. Cabe a ele, portanto, a garantia disso. E não necessariamente a prestação do serviço, que pode e deve ser feito por quem tem condições de oferecê-la da melhor forma que puder atingir o cidadão.

A Prática Hoje

COMO VIMOS NO CAPÍTULO anterior, o foco do Estado estava em atender enfermidades. Um modelo curativo foi implantado a partir da década de 1970, quando os hospitais passaram a ser a porta de entrada do cidadão para a saúde. Isso significa que, para a população, não importava o problema: o necessário era correr ao hospital, fosse para o tratamento de alguma enfermidade, para a queixa de algum sintoma ou para uma consulta médica. Esse modelo hospitalocêntrico – em que a instituição ocupa o centro de tudo – é oneroso. Já era naquela época e continua sendo até hoje com maior intensidade.

A razão é simples. Quando o hospital se torna a porta de entrada, e não a Unidade Básica de Saúde, por exemplo, o sistema tem seus custos elevados em virtude do excesso de demanda de baixa complexidade para onde deveria estar sendo encaminhada a alta complexidade. Um hospital é um centro com uma infra-estrutura e equipamentos próprios para atendimento de maior complexidade. Os valores envolvidos para fazer a manutenção desses dois pontos são altos demais para que a instituição seja obrigada a se encarregar de procedimentos que poderiam muito bem ser resolvidos em postos de saúde.

No Brasil, temos ainda uma peculiaridade. Há uma carência de material humano e de recursos nas regiões mais distantes. Dessa forma, a porta de entrada sempre é a instituição hospitalar. Logicamente, isso encadeia todo um processo que encarece o processo e o nível de atendimento. Além disso, cria, de certo modo, um padrão cultural, nas diversas linhas de raciocínio e principalmente no popular. As pessoas começam a achar que a medicina de bom padrão é feita por meio de medicina fundamentalmente diagnóstica. Essa situação faz com que os médicos e os hospitais trabalhem com excessos. O que acontece? Para determinados diagnósticos, os profissionais de saúde lançam mão de ferramentas que seriam, em tese, desnecessárias por não agregarem valor. Eles procedem dessa maneira também pela própria pressão do paciente, que se sente injustiçado caso não faça uso de todas as tecnologias, sejam necessárias ou não. Pode-se perceber isso pelos altos índices de exames normais. Por que o paciente se sente mais seguro com pedidos de radiografias, por exemplo? Porque ele está habituado a acreditar que isso é bom atendimento. O modelo hospitalocêntrico favorece esse pensamento e a falta de entendimento do processo causado pela assimetria da instrumentalização também. Ele é fortemente aliado às questões de tecnologia e embute questões culturais, transferindo esse conceito para a população. Não obstante, a mídia estimula o consumo tecnológico, incorporando-o de modo fragmentado ao leigo que o vê como a salvação para todos os males.

Na prática, existem "modelos" que também provocam o encarecimento do sistema de saúde. Um deles é justamente o excesso de exames complementares. Como diz o nome, eles são complementos. Tais procedimentos se associam a algo chamado inteligência médica, que são ferramentas de raciocínio, baseadas em dados com evidência e conhecimento integrado. Ou seja, uma visão sistêmica. O profissional bem preparado, portanto, nem sempre precisa de aparelhos para fazer diagnóstico. O ponto seguinte se refere à utilização dessas mecânicas. É importante que isso seja coordenado, apoiando-se em medicina baseada em evidências, e associado à experiência maturada em suas observações e nos conceitos de economia de saúde. Existe uma tendência do médico de ligar a propedêutica auxiliar no piloto automático e não rever realmente à luz da qualidade cada uma das iniciativas que tem. Em outras palavras, falta-lhe, em geral, analisar se aquilo de fato agrega valor ao processo.

Há mais um aspecto a ressaltar: hoje o financiamento da saúde premia essa "incompetência". Não há estímulos para uma medicina de maior competência. No dia em que o profissional começar a ser remunerado pelo resultado final – o que já ocorre em alguns centros americanos –, ele vai aprender a administrar cada um dos insumos que levam a esse resultado.

Tratar da saúde sob essa ótica pode gerar alguma polêmica. É possível que um órgão de defesa do consumidor imagine, por exemplo, que estimular esse pensamento no médico é uma maneira de limitar o acesso, que isso seria um prejuízo ao paciente. Não é verdade. A primeira pergunta a ser feita é se o paciente tem condições de saber do que ele precisa nesse sentido. Certamente, não. O médico, ao selecionar adequadamente os procedimentos a realizar, continuará fazendo atendimento de qualidade. Talvez o profissional se questione o que ele ganha agindo dessa forma. Na minha opinião, o médico e o prestador de serviço (para não dizer o hospital) deveriam ter uma sinergia, uma convergência clara para um único cliente, que é o paciente, um paciente mais bem instrumentalizado.

É verdade que existia um estímulo grande para a realização de mais e mais exames complementares (no meu período de estudante de medicina pediam-se todos os exames para aprendermos o que era importante). Quando uma fonte pagadora fazia campanha publicitária, a primeira coisa que se mostrava eram os helicópteros e os aparelhos de tecnologia de que a companhia dispunha. As companhias vendem o plano de saúde apoiando-se em programas de marketing divulgacional de produtos que chamam a atenção do público consumidor e não em processos bem gerenciados. No fundo, essa estratégia acabou se voltando contra o consumidor. Muitos aderiram a convênios por causa da propaganda e nem sempre tiveram compensações por causa disso. Por outro lado, a Agência Nacional de Saúde Suplementar (ANS), que norteia o setor, não vem permitindo que os planos individuais sejam reajustados acima dos índices inflacionários. Isso levou a um quadro complicado, com empresas deixando de oferecer planos para a pessoa física, para dizer apenas um aspecto (outros serão abordados em capítulo mais à frente). Os usuários dos planos individuais são os que têm mais dificuldades para entender o complexo e delicado processo que o setor vive. E são, no fundo, os que mais se prejudicam. Porque em algum momento isso vai se tornar insustentável, levando a prática assistencial da beira do leito aos Tribunais de Justiça. Nos planos corporativos, o papel do gestor dos benefícios é mais importante. Ou melhor, é decisivo. Ele é capaz de entender a complexidade desse cenário. E entendendo ele consegue mediar equilibradamente a proposta do incremento de novas tecnologias.

A boa notícia é que estão surgindo movimentos para corrigir distorções. No setor privado, já estamos vendo uma preocupação não com os lucros das fontes pagadoras, nem dos prestadores, nem das companhias, que contratam as fontes pagadoras. Existe uma preocupação com a equação que não está fechando. O maior benefício em uma empresa é o de saúde, que vem crescentemente influenciando resultados de diversas companhias. Em alguns casos, representam 10% da folha de pagamento. As fontes pagadoras, por sua vez, começam a perceber que o valor da sinistralidade média aumenta muito mais do que o aumento individual dos insumos. E os prestadores de serviço sentem, na ponta, que esse tipo de problema – em função do aumento do número de glosas, de uma mecânica de burocracia maior para evitar liberação de procedimentos, de uma dificuldade na negociação de novas tarifas e taxas – está começando a conversar diante desse quadro caótico. Quais são as iniciativas? As empresas que contratam as fontes pagadoras começam a mudar o papel do médico do trabalho que, no passado, existia muito mais por uma exigência legal do que para exercer uma função gerenciadora dentro da companhia. Em certos casos, por causa da alta incidência de determinados achados em saúde ocupacional, eles passam a identificar um perfil de médico do trabalho que entenda dessas questões e que esteja orientado principalmente para a qualidade de vida. São experiências que estão acontecendo. Desse modo, o funcionário começa a passar na própria empresa para se queixar de um problema. Todo um lado humano passa a ser valorizado mesmo que tenha nascido por interesses de caráter econômico. E o profissional que está lá pode levantar o perfil das incidências, como os males de coluna, lesões por vícios de repetição e assim por diante. Isso é bom porque melhora a qualidade e barateia o custo da saúde, permitindo que esses recursos sejam mais bem alocados.

As fontes pagadoras também estão trabalhando nesse sentido; já há quem coloque uma pessoa encarregada de fazer triagem. Começam a negociar não de forma generalizada, mas de modo customizado. Elas procuram prestadores com alta concentração de volumes de atendimento – e a literatura diz que quando você tem muito volume, ganha mais experiência e, com isso, melhor qualidade. O que fazem as fontes pagadoras nesse caso? Estão concentrando volume em prestadoras que sabidamente têm alta qualidade e estão trocando volume por valor unitário de preço. Se existe uma clínica de fisioterapia com uma clientela expressiva, ela oferece volume para que a clínica aceite um desconto nos valores pagos. Vale dar um exemplo para deixar mais claro. Digamos que a empresa perceba o crescimento nos pedidos de artroscopias de joelho. A fonte pagadora nota a mesma coisa e também investiga. O que faz em seguida? Procura uma clínica que ofereça esse serviço e negocia o desconto, em troca do número de pacientes. Isso industrializa o processo da clínica, permitindo que ela ganhe mais, por escala, embora com valor unitário menor. Na outra ponta, a fonte pagadora chama a empresa e diz quanto sairá o total de atendimentos e pede que a companhia treine o médico do trabalho, capacitando-o para que sejam oferecidos procedimentos preventivos que diminuam a incidência do problema, como alongamentos. Com isso, melhora-se a *performance* de todo o sistema.

E nesse caso como ficam os prestadores? É fundamental lembrar que nós, médicos, temos um compromisso com o paciente, com o cidadão, com a qualidade. E creio também que as pessoas têm de começar a entender que é preciso atuar na vida com uma visão de resultados. Voltemos ao exemplo. O médico que vai atuar no hospital diz que está conversando com o plano de saúde para baixar o preço da artroscopia. Um setor do hospital avalia a proposta. Pode oferecer dias específicos para que o profissional exerça seu trabalho. É feita uma negociação. Talvez a instituição não ganhe no preço fixo, mas no variável. É uma organização de mercado, cujo viés é chegar ao final ofertando algo por preço mais justo e de boa qualidade ao cidadão. Acho que isso está começando a acontecer em todas as áreas. Nessa situação, quando o profissional estabelece perfis de exames, ele não pede todos. Isso agiliza procedimentos. Mas, é claro, todas essas negociações são importantes desde que não coloquem em risco a segurança do paciente. Quando você compromete a segurança do paciente, está afrontando a qualidade.

Um modelo desses é possível? É sim, contanto que as pessoas tenham uma perspectiva um pouco mais holística. O problema é que os prestadores de serviço, desconhecendo conceitos de sustentabilidade, normalmente se organizam para impedir a queda de preço. Quando se olha para as empresas, nota-se que elas querem cortar o benefício do plano de saúde. A fonte pagadora começa a descredenciar instituições. Nesse cenário de imobilismo, ninguém está comprometido em encontrar a solução. No atual, algumas empresas estão mostrando maturidade e caminham para essa direção.

Já no setor público, não existe campo para isso. Não há uma preocupação com o dinheiro. Até porque não há dinheiro. E quanto ao pouco que há, ninguém tem responsabilidade para alocá-lo de modo correto. Infelizmente, essa movimentação que descrevi fica muito distante da realidade.

No entanto, ressalto que há iniciativas importantes dentro do sistema público. Existe a sensibilidade de que o modelo hospitalocêntrico não é o correto. Basta olhar para o Programa de Saúde da Família. Ele tem conceitos de promoção de saúde que são vitais para que o atendimento não seja concentrado no hospital, que o atendimento não seja feito apenas nas crises. Não poderia deixar de registrar também as iniciativas das organizações sociais que, em tese, são acompanhadas em sua *performance* e que têm as preocupações do cotidiano executadas por quem se dedica, de fato, à prática assistencial.

De volta ao sistema privado, é bom reforçar que o modelo ideal envolve tanto a empresa quanto o hospital. Em saúde, costumamos viver num mundo com ilhas, nas quais cada uma das partes trabalha de forma isolada, dissociada, embora tenhamos um cliente comum. Enquanto todas as partes não entenderem que estamos aqui para atender o paciente, será muito difícil ter um caminho. Qual é o foco de um banco? É o cliente. Ele sabe como tirar o máximo daquele cliente, mas o foco do atendimento ainda é o cliente. O banco cobra pelo bom trabalho que faz para esse usuário. Qual é nosso compromisso? O paciente. E temos de nos focar nele.

Há uma pergunta que está sempre nos perseguindo. Quando analisamos com cuidado a maneira como tudo acontece, nós – que estudamos o sistema – costumamos nos questionar se o dinheiro da saúde permite a prática da saúde hoje. A primeira providência a tomar para esclarecer essa dúvida seria mensurar o quanto se gasta com ineficiência, solicitando procedimentos desnecessários, e o quanto se gasta em processos administrativos. Descobriríamos que o dinheiro poderia ser usado de maneira melhor. Ninguém está dizendo que o dinheiro que o Brasil gasta em saúde é suficiente. Gasta-se pouco. Deveria se investir mais. Se olharmos a distribuição geográfica da verba, a injustiça é muito maior. O que não se pode perder de vista é que existe esse desperdício enorme com coisas que não agregam valor nenhum para o paciente. Isso ocorre também na esfera privada. Em geral, um hospital diferenciado faz uma pré-auditoria das contas. Em seguida, a fonte pagadora faz uma auditoria a mais. Depois, vem uma auditoria final, que é de conciliação entre as partes. Procedimentos administrativos dessa natureza são responsáveis por 22% dos gastos em saúde. É um percentual alto que encarece a medicina. Por que se faz tanta auditoria? Porque os processos são muito fragmentados. E se eles fossem integrados? E se a instituição tivesse de ser remunerada pela sua competência, aquilo que aconteceu entre a identificação do problema e a solução? Nesse caso, se ela usou três radiografias ou dez tomografias, isso seria um problema interno. Nos Estados Unidos, tentaram fazer isso, mas foram ao extremo. Transformaram o que seria *managed care* em *managed cost*. Lamentavelmente tal prática ficou muito comum. Se começarmos a diminuir esse percentual administrativo, se começarmos a premiar as pessoas pela eficiência, podemos baratear os resultados. E com isso o sistema de saúde como um todo só terá a ganhar.

6

Qualidade, o Caminho Necessário

A GESTÃO DA QUALIDADE e a capacidade de inovação são os grandes diferenciais entre as instituições no mundo. Programas nessa área no setor de saúde começam a ser mais conhecidos e aceitos. Nos Estados Unidos, por exemplo, diversos hospitais e clínicas já se submetem a processos de Certificação e de Acreditação. Nos dois casos, respeitadas as diferenças de cada um, trata-se de conjuntos de medidas que permitem mensurações para atingir uma melhor *performance*. O alvo é a qualidade no serviço prestado ao cliente, dentro de critérios que reflitam essa qualidade em saúde.

De acordo com a definição da Associação Brasileira de Normas Técnicas (ABNT), a certificação está centrada no reconhecimento público e por escrito, por parte de um organismo independente da relação comercial, de que determinado produto, processo ou serviço está em conformidade com os regulamentos técnicos ou as normas ISO.

As certificações têm prazo de validade e podem ser revalidadas ou suspensas por auditorias.

A Acreditação obedece a outras regras. Para concedê-la, uma organização sem vínculos comerciais e externa, como a *Joint Commission International* (JCI), avalia periodicamente as instituições de saúde para determinar se atendem a padrões previamente estabelecidos que melhorem a *performance* no cuidado com o paciente. O investimento num processo acreditatório mobiliza a instituição que o reivindica. Criam-se, por exemplo, mecanismos de documentação, regras de sistematização e processos que, a rigor, se integram à prática da instituição. Existem políticas de segurança ambiental, de práticas assistenciais, de infra-estrutura.

O processo segue princípios éticos e metodologias de avaliação bastante específicas. Mais interessante é que a Acreditação precisa ser renovada periodicamente, situação que causa grande impacto no comportamento dos colaboradores de uma instituição e promove um ambiente de atenção permanente às melhorias. Além do reconhecimento como instituição de excelência, a Acreditação insere quem a recebe em um grupo seleto de instituições de alto padrão que podem comparar, entre si, as suas rotinas, desempenhos e resultados.

Atualmente, a referência mundial de qualidade é o *Institute of Medicine*, uma entidade ligada ao Ministério da Saúde dos Estados Unidos. A instituição escolheu alguns pilares para sustentar a sua qualidade: eficácia, eficiência, efetividade, atenção focada no paciente, entrega dos serviços em tempo adequado, levantamento do desperdício e segurança por parte do processo. O acompanhamento de cada um desses elementos permite enxergar com mais acuidade o processo assistencial e quais são as práticas que efetivamente agregam ou não valor. A existência desses indicadores dá condições para tomar decisões e implementar mudanças com referências em informações mais sólidas e confiáveis.

Para facilitar a compreensão do que representam esses processos na vida de uma instituição, descreverei rapidamente o que ocorreu no Hospital Israelita Albert Einstein, que foi a primeira instituição fora dos Estados Unidos a obter a Acreditação. Em 1989, a preocupação com a qualidade da assistência hospitalar levou à criação de um Sistema Einstein de Qualidade (SEQ) destinado a medir resultados e divulgar uma cultura de qualidade entre os colaboradores da Instituição. No ano seguinte, foram formuladas as primeiras políticas de qualidade. Houve então um grande investimento na divulgação do conceito entre os colaboradores da instituição. Foram criados os Círculos de Qualidade (e, em 1993, surgiu o Prêmio Einstein de Qualidade, para estimular a cultura interna de qualidade). A seguir, o hospital decidiu adotar as normas internacionais de gestão de qualidade ISO 9000. As mudanças tiveram forte impacto. Em 1997, a Unidade de Terapia Intensiva para Adultos, o Laboratório Clínico e o Banco de Sangue obtiveram a certificação ISO 9002:1994. Nesse mesmo período, a *Joint Comission International* avaliou os processos assistenciais e apontou o que deveria ser aperfeiçoado. Um ano depois as unidades conquistaram a ISO 9002:1994 e mais algumas acreditações importantes, como a da Associação Americana de Bancos de Sangue.

O trabalho para criar uma cultura de qualidade teve continuidade com a formação de um Comitê Médico Executivo e de uma Comissão de Gerenciamento de Riscos. A ação das comissões com a JCI resultou na elaboração de 127 protocolos de conduta, na reorganização do corpo clínico e na implantação de novo processo de credenciamento médico. Em dezembro de 2000, o hospital recebeu a sua primeira Acreditação da *Joint Commission International*. Nos anos seguintes, a prioridade foi a incorporação da qualidade na rotina da instituição para melhoria da *performance*. Em 2002, nova avaliação feita pela JCI concedeu a reacreditação. Neste ano, o Departamento de Voluntários do Einstein mereceu a certificação ISO 9001:2000. Já em 2003, a instituição resolveu diminuir o impacto das suas atividades no meio ambiente e com isso obteve a certificação ISO 14001:1996, por seu compromisso com o desenvolvimento sustentável. Ao mesmo tempo, vários departamentos receberam a certificação do Sistema de Gestão da Qualidade ISO 9001:2000. Como se pode ver, a implantação de políticas de qualidade mexe profundamente com o hospital e seus colaboradores e só tem sucesso quando está inserida no seu dia-a-dia.

Uma das grandes virtudes da Acreditação, para um gestor, é usar os seus indicadores para avaliar a integração de todos os insumos de um hospital (hotelaria, condições do maquinário, protocolos de atendimento e cirurgia, segurança) dentro de uma *performance* que possa ser medida. Em outras palavras, quantificar e avaliar os processos e as suas etapas dá uma noção mais próxima sobre o que é feito em uma instituição, desde os protocolos para ministrar remédios, preparação de cirurgias e mapeamento de quedas de pacientes, entre outros. Essas aferições permitem optar por mudanças que, certamente, farão diferença. Mas de que modo isso pode ser sentido no cuidado com os pacientes? Darei um exemplo simples. Durante os processos de Acreditação, o Einstein implantou várias políticas, como a de lateralidade. O que é isso? No hospital, optou-se por sempre fazer uma marca a fim de orientar a equipe para evitar a perda de tempo na sala de cirurgia quando há alguma dúvida sobre o lado a ser operado. Ou seja, se for o rim esquerdo, haverá uma marca do lado esquerdo do paciente. Parece simples, e de fato é. Mas afasta dúvidas, economizando tempo e aumentando a margem de segurança.

Na sua essência, a qualidade medida pela Acreditação difere daquela que é tradicionalmente observada pelos clientes. Em geral, o paciente avalia a hotelaria, a apresentação, o clima de hospitalidade, o atendimento diferenciado, a pontualidade, as condições de maquinário, a limpeza do quarto, fundamental na prevenção de infecções, porém esses itens não são aqueles que de fato determinam a *performance* de uma instituição. No setor público, a maioria entende que a saúde vai mal porque faltam medicamentos no posto de saúde. Sim, isso de fato é um problema. E dos graves. Mas será que é só isso? Na verdade, isso está relacionado à escolha de critérios econômico-financeiros para destinar os recursos. E isso quer dizer que vai continuar faltando remédio porque os gestores estão sempre olhando para a saúde de ponto de vista compensatório. Não estão dispostos a trabalhar pelas mudanças estruturais que precisam ser feitas, como padronizações e aderência aos protocolos, entre outras.

De todo modo, os pacientes precisam ter a informação correta. Nos Estados Unidos, já existe uma iniciativa do *Institute of Medicine* para ajudar os clientes a entenderem o que deve ser visto e avaliado para selecionar um prestador de serviços. Por exemplo, quais perguntas devem ser feitas por alguém que escolherá um hospital para ser operado? Partindo da premissa da qualidade, deve-se buscar os indicadores de *performance* da instituição: as taxas de permanência, os índices de infecção hospitalar, os erros de medicação mais freqüentes, as taxas de queda (tombos). Os estudos de qualidade demonstram que cair pode ser um grave complicador para pacientes mais idosos, aumentando tempo de internação e até trazendo outras complicações que interferirão na sua recuperação. Portanto, é adequado aos hospitais criarem rotinas para prevenir essas quedas, como orientar e identificar os pacientes de risco. Pessoalmente, vejo com grande simpatia a publicação de índices de infecção hospitalar de uma instituição e a quantidade de erros de medicação, entre outros indicadores, bem como a interpretação do que esses dados representam em relação aos valores-padrão. É uma forma de criar ferramentas para os usuários do sistema entenderem o que é qualidade e a sua importância, de modo a contaminar positivamente as pessoas com essa informação e elevar o nível do debate.

No Brasil, a não ser em alguns locais mais avançados, ainda estamos distantes dessa realidade. Hoje a grande luta dos organismos governamentais da saúde, como a Agência Nacional de Vigilância Sanitária (Anvisa) e Agência Nacional de Saúde Suplementar (ANS), é a defesa dos direitos do consumidor, especialmente no que diz respeito aos seguros e planos de saúde. O debate está restrito aos custos, às sinistralidades, às coberturas oferecidas ou negadas e aos reajustes. Sociedade e mídia discutem as debilidades do sistema de uma maneira ainda superficial frente ao cerne da questão e sinto grande dificuldade de ambos em fazer a crítica partindo de um olhar processual. Enfim, as discussões do mundo privado e da rede pública estão centradas nas questões econômico-financeiras e compensatórias. Um dos resultados disso é que, apesar de manter-se alerta para a relação com os prestadores de serviço, a população não cobra o que realmente tem de ser cobrado – além dos preços – para que melhorem o seu desempenho. Não estão em discussão o serviço prestado, a sua eficácia e a sua resolutividade com foco em indicadores sólidos e de conhecimento geral.

Para completar, a maioria dos gestores ainda não usa os sistemas de qualidade. Na rede pública, uma das explicações para a defasagem está justamente nas suas grandes dimensões, o que leva à exigência de preencher postos para fazer a máquina andar com pessoas muitas vezes despreparadas para o cargo. No entanto, deveria haver a preocupação em formar as pessoas colocadas em postos-chave sobre métodos de gestão, que em saúde têm as suas particularidades. Durante minha passagem pela Secretaria Municipal de Saúde de São Paulo, propus a criação de cursos com essa finalidade. A proposta, entretanto, teve pouca receptividade porque era algo que exigiria investimento e não daria retorno aparente em curto prazo, ou seja, antes da eleição.

Qual seria a diferença entre aplicar ou não esses conceitos no Brasil? Em minha opinião, a *performance* do sistema de saúde pode ser muito diferente. Com as ferramentas da qualidade, os gestores podem avaliar rotinas e processos que hoje fogem do controle, como os erros no uso de medicação, que nos Estados Unidos mataram mais de mil pessoas no ano de 2005. Fora as situações agudas, como o choque anafilático, existem muitas complicações e até mortes por efeitos adversos de medicamentos. E essa não é uma realidade exclusivamente nossa. Como lidar com uma questão desse porte, que não pode ser ignorada?

Inúmeros problemas poderiam ser evitados com a aplicação dos recursos da qualidade. Eles permitem controlar gastos desnecessários e a destinação dos recursos para questões mais importantes. Se não for feita uma opção pela qualidade, esse sistema está irremediavelmente fadado a viver entre picos de melhoria e piora. Quando o foco está exclusivamente no controle dos gastos, e não no paciente e no processo, não há uma economia inteligente. Determinadas contas que não são cobradas hoje serão pagas depois, como o aumento do tempo de internação, a repetição de cirurgias e por aí afora.

Mas como seria a introdução desses conceitos de qualidade na rede pública? O primeiro passo é criar processos de documentação para conhecer os padrões de comportamento do sistema. Partindo daí, o gestor já tem condições de mensurar processos e trabalhar com indicadores amparados em dados confiáveis. Fundamentalmente, isso permite que sejam mais bem consolidados. Não se pode mais dizer que não se sabe por que a solução de um problema foi esta ou aquela. Como, quando, onde e porque estarão descritos na documentação. São indicadores que permitem analisar o desempenho e criar uma referência. Por exemplo, por que uma determinada Unidade Básica de Saúde atende tão pouca gente comparada com outra? Comparar as *performances* é também um caminho para identificar as necessidades específicas e customizar o atendimento, fazendo opções de melhorias.

Outro aspecto fundamental para modificar o contexto do atendimento público é a informatização. Os médicos e profissionais da saúde precisam acessar o histórico de saúde do paciente. Mas, paradoxalmente, tudo é muito lento no setor público e isso ainda vai demorar. Seria necessário comprar computadores, treinar estagiários... Mas a eterna pressa dos políticos obriga os gestores a abrirem mão dos projetos em médio e longo prazos para atender demandas emergenciais, com maior visibilidade. E assim a população vai sendo literalmente enganada. Saúde não é política de governo e muito menos política partidária. Saúde é política de Estado. Em função da falta de compreensão e de uma atitude compensatória, a população acha que a saúde está melhorando porque aumentou a carga de aspirina ou outros remédios nas UBS quando, no fundo, não se está construindo modelos para evitar que isso aconteça.

As sociedades médicas também possuem um papel muito importante no estabelecimento de padrões de qualidade. Um dos seus papéis é discutir novos tratamentos e modelos de cirurgia, por exemplo. Mais do que isso, debater como tornar essas técnicas acessíveis. Esse movimento já começa a existir e também é uma forma de discutir qualidade. Além disso, é fundamental que existam programas de educação médica continuada, para o especialista se atualizar. Tudo isso estimula uma cultura focada na qualidade. Em função de sua complexidade e da exigência do paciente, a saúde é uma área de baixa produtividade e alta taxa de erro. Inúmeras pesquisas demonstram insatisfação generalizada em relação aos serviços ofertados até em economias mais avançadas. Para acompanhar os objetivos da Organização Mundial da Saúde (OMS), que recomenda excelência profissional, eficiência no uso de recursos, impacto nos resultados com satisfação por parte dos pacientes, temos um enorme desafio. E assumi-lo é parte do trabalho de um gestor atualizado com as demandas da saúde. Para tanto, os programas de qualidade auxiliam na padronização dos processos e das rotinas que podem ou não ter impacto direto na satisfação do cliente, que deve ser tratado com respeito, responsabilidade e compromisso.

A Oftalmologia e a Qualidade

Os MODELOS DE GESTÃO e qualidade são ferramentas de extrema utilidade para avaliar a eficácia de programas lineares de prevenção, abrangendo a terapêutica e a reabilitação, que devem pautar a atuação do especialista. Eles já começam a ser aplicados por médicos e gestores que sentem a necessidade de planejamento e atualização para construir um padrão de bom atendimento nas próximas décadas possível de ser medido. Para esse grupo, servem como uma espécie de guia para optar entre as mais diversificadas inovações tecnológicas. Funcionam ainda como um antídoto à sedução exercida pelas novidades na área da saúde, um fenômeno com inúmeras raízes. Uma delas é a falta de uma visão sistêmica por parte dos profissionais. A ausência dessa compreensão fomenta muitas distorções do uso da tecnologia, que acaba por não necessariamente agregar valor ao atendimento.

Na minha área específica de atuação, a oftalmologia, a diferenciação e a adesão aos novos recursos são um dilema cada vez mais constante por causa da rápida evolução. Há uma década, as pessoas procuravam um médico oftalmologista para trocar seus óculos. Hoje o procuram para se livrar de óculos. Mas o papel do oftalmologista está mudando com uma grande velocidade. Na medida em que cresce a longevidade, o perfil desse especialista adquire características mais amplas. A inserção de recursos cirúrgicos em doenças retinianas e o conceito de qualidade de vida *versus* catarata são alguns dos bons exemplos dessa mudança de perspectiva.

A partir dessas novas realidades, como e por que escolher um ou outro procedimento, equipamentos, lentes e insumos? Quais aspectos considerar no momento de traçar os planos para obter o retorno do investimento? O que a sociedade deseja?

Vamos abordar essas perguntas segundo um eixo estruturante. Para tanto, falarei de situações da oftalmologia, campo da medicina que possui características similares a um processo de saúde completo. Trata-se de uma das poucas áreas nas quais o mesmo profissional atua na clínica, faz o exame complementar e opera o paciente. Por isso o oftalmologista tem capacidade plena de trabalhar com uma perspectiva integrada do atendimento e será um bom modelo para falarmos da tomada de decisões.

O ponto de partida é ver a qualidade como um requisito fortemente associado à sustentabilidade processual. Isso pode ser observado nas cirurgias de catarata. A doença pode ser definida como uma opacificação do cristalino, uma lente biconvexa intra-ocular responsável por focar as imagens dos objetos na retina. Quando ela se turva, esse filtro impede a formação de imagens bem definidas sobre a retina. Há diversos sinais do seu aparecimento, tais como a perda da visão de detalhes, alterações nas cores, mal-estar ocular provocado pela luminosidade ou pontos de luz.

Infelizmente, a catarata ainda é a maior causa de cegueira no Brasil, uma ameaça que aumentará proporcionalmente à população. As outras causas são o glaucoma e a retinopatia diabética, de que falaremos a seguir. Estimativas da Sociedade Brasileira de Catarata e Implantes Oculares sugerem que há mais de 350 mil brasileiros cegos por catarata. Ainda mais chocante – porém nada incomum entre nós –, é que boa parte dessas pessoas padece com as mais graves seqüelas da doença por falta de acesso ao tratamento e, em segundo lugar, de informação. Apesar de serem realizadas aproximadamente 400 mil operações anuais, acredita-se que haja uma demanda reprimida de mais de 150 mil cirurgias de catarata por ano. Mesmo assim, a cirurgia que remove a catarata ainda é a mais realizada no País. Apresentado o triste cenário, vamos à discussão das vantagens individuais e coletivas de o profissional estar capacitado com as mais modernas tecnologias.

A cirurgia atual, chamada de facoemulsificação, troca o cristalino do olho por uma lente intra-ocular com uso de equipamentos sofisticados e técnicas minimamente invasivas. Durante o procedimento, faz-se uma incisão de cerca de três milímetros no cristalino para introduzir uma ponteira que dispara ondas de ultra-som que fracionam a membrana opacificada. Ao mesmo tempo, a ponteira aspira os fragmentos. Em geral, o cirurgião pode também corrigir defeitos refrativos de visão, como a miopia, colocando lentes preparadas com o grau corretivo necessário. Ao final da operação, o paciente pode deixar o centro cirúrgico livre da catarata e, muitas vezes, também dos óculos.

Evidentemente, apesar de a facoemulsificação ser mais cara do que o método tradicional, é um ótimo investimento. Menos invasiva, garante um pós-operatório breve a ponto de o cidadão estar apto a voltar as suas atividades no dia seguinte à intervenção. Novamente, a adoção de uma tecnologia mais avançada ganha relevância em um contexto social. É uma abordagem diferente de apenas fazer contas para concluir se há ou não lucro em investir nos tratamentos modernos.

Podemos emprestar a mesma lógica para enfocar outras patologias que levam à cegueira de um ou dos dois olhos, o que abala de modo geral a qualidade de vida do cidadão. Cientes da estimativa de crescimento do problema, vários países já estão revendo seus programas de detecção precoce e tratamento na tentativa de minimizar os impactos relacionados à perda de visão. Na Escócia, por exemplo, o governo já começou a pensar em estratégias para controlar as complicações esperadas com o aumento do número de casos de diabetes previstos para as próximas décadas.

Uma delas é a retinopatia diabética, que afeta os vasos sangüíneos que irrigam os olhos. A deterioração dessa rede vascular leva à perda da função da retina. Esse processo pode evoluir para a cegueira. Outra manifestação dessa mesma doença é a retinopatia proliferativa. Neste caso, o crescimento de novos vasos implica hemorragias e cicatrizações, introduzindo riscos de cegueira. Após um grande estudo de custo e efetividade de medidas, os escoceses criaram comitês e um sistema de auditoria para fazer o rastreamento da retinopatia diabética. O passo seguinte será estabelecer protocolos de atendimento para impedir a progressão dos danos. Aqui se revela mais uma vez o peso das evidências científicas para definir tratamentos de saúde coletiva. Há estudos suficientes para comprovar que o tratamento intensivo dos primeiros sinais de retinopatia diabética é de grande eficácia. Realmente, o cuidado médico adequado pode evitar a cegueira de pelo menos um olho.

No Brasil, calcula-se que existam cerca de 15 milhões de diabéticos. Enfocando apenas as conseqüências no campo da oftalmologia, já existem evidências suficientes para comprovar que o tratamento intensivo dos primeiros sinais de retinopatia diabética é de grande eficácia. O controle da glicemia e da pressão sangüínea reduz o desenvolvimento e a progressão da retinopatia diabética tanto no tipo 1 (a doença congênita) quanto no tipo 2 (a adquirida). Depois, o tratamento com *laser* da retinopatia proliferativa reduz a incidência de cegueira do olho afetado em, pelo menos, 50% em dois anos. O tratamento com *laser* para o edema macular também reduz a incidência de cegueira parcial em mais de 50% em dois anos no olho afetado.

A detecção precoce da cegueira causada pelo diabetes e o tratamento com *laser* são bastante efetivos para impedir a piora visual. Está provado que o cuidado médico adequado pode evitar a cegueira em pelo menos um olho. Não existe controvérsia a respeito disso e tampouco da necessidade de se fazer um rastreamento da retinopatia diabética.

Ao levantar essas questões, minha intenção é demonstrar que os governos precisam criar políticas nacionais de grande porte para tratar preventivamente tanto a catarata como a retinopatia diabética e o glaucoma. Insisto também que os especialistas precisam também avaliar o custo-benefício de aderir a essa economia de escala. Isso envolve um investimento em tecnologia em que o ganho é apurado não só no procedimento, mas considerando o impacto social da ação preventiva.

No campo da medicina, a abordagem dessas patologias que são fatores de risco deve seguir o mesmo caminho trilhado pelo conjunto de sintomas hoje denominado síndrome metabólica. Há alguns anos, os especialistas ainda tratavam separadamente a hipertensão, o diabetes e a obesidade de um paciente. No entanto, já se sabe que são alterações interdependentes que agravam a saúde geral do paciente, predispondo-o a maiores riscos cardiovasculares. Acredito também que os pacientes já começam a notar a diferença entre o atendimento recebido de um especialista que pensa a saúde do cliente dentro de um contexto em relação ao médico que enxerga apenas a doença.

Apenas no que se refere à prevenção da cegueira, como exemplo, as demandas atuais colocam-nos alguns desafios. Como atender uma quantidade cada vez maior de pessoas com catarata, problemas maculares e dificuldades de enxergar face ao aumento da expectativa de vida? No sistema público, fala-se que há pouco dinheiro, mas não se discute qualidade. No privado, fala-se da qualidade deixando de lado que o dinheiro pago é muito maior do que no sistema público. Temos aí uma compreensão desintegrada das diversas especialidades, que incrementam aparelhos, incrementam gente, incrementam tecnologias, mas jamais revêem seus procedimentos.

Concluindo, todas essas necessidades terão de ser administradas dentro de um conceito de economia da saúde, em que a demanda aumenta independentemente do desejo do paciente. E na qual os recursos são finitos. Portanto, opções terão de ser feitas. Do sistema público, espera-se que tenha inteligência para investir no tratamento precoce, colocando seus gastos em perspectiva. Dos médicos, que entendam a oportunidade de ganhar em uma economia de escala. Dos pacientes, que comecem também a compreender que zelar pela própria saúde não é algo que se faz quando se tem tempo. É algo imprescindível para o prosseguimento da vida com a qualidade mínima que ela deve ter.

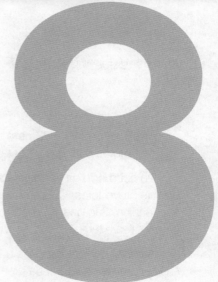

O Financiamento dos Serviços

O SISTEMA DE SAÚDE brasileiro vive uma tensão constante. Usuários, fornecedores de serviços e fontes pagadoras reclamam do atendimento, da remuneração e das regras do mercado. Parte substancial desse problema se deve à forma como se dá o financiamento dos serviços e aos critérios escolhidos para orientar a remuneração, que premiam o abuso e não o uso racional. Nos dois modelos, o paciente é o consumidor e o pagador. Ele paga pelos serviços públicos de forma indireta, por meio de tributos e contribuições e, de forma direta, quando contrata planos e seguros de saúde privados.

Quem administra esses recursos financeiros são as fontes pagadoras. Na rede pública, o gestor do recurso é o SUS, que exerce o financiamento e, em muitos casos, presta a assistência. Na área privada, as seguradoras e convênios. De modo geral, ambos ficam medindo o sistema. Procuram quem faça o serviço a preço acessível com qualidade e eficiência, mas escolhem entre o maior ou menor custo, a maior ou menor eficiência. No SUS nem tanto, pois, pelos níveis remuneratórios, os prestadores participam por falta de opção.

Do outro lado da gangorra estão os prestadores de serviços, chamados de provedores. Qual é o seu papel? Prestar serviços e tomar a decisão técnica. São quem fornece a consulta, os exames e toma a decisão diagnóstica e terapêutica.

Na atual conjuntura, cada um desses componentes do mercado da saúde tem gerenciado sua área de atuação de maneira independente. O paciente usa e controla mal a qualidade dos serviços. O provedor, que é quem toma as decisões, não paga pelos procedimentos. Quem paga não usa e não toma as decisões. Existe aí um encadeamento de fatores propício ao surgimento de vários conflitos.

Para coordenar esse conjunto de relações no sistema público-privado, criou-se um quarto personagem. A Agência Nacional de Saúde Suplementar (ANS), órgão que a rigor seria independente do Ministério da Saúde. Sua atribuição é garantir a eqüidade, a universalidade e a integralidade do atendimento previstos na Constituição, dentro de uma perspectiva de sustentabilidade na área privada. No entanto, conseguir que as partes se entendam é uma tarefa que se torna mais difícil na medida em que não há uma gestão participativa envolvendo todos os personagens. E existem ainda alguns complicadores circunstanciais, como há cerca de seis anos quando a agência recusou os aumentos solicitados pelas fontes pagadoras para os planos de saúde individuais, permitindo correções praticamente inflacionárias nesses planos. Naquele momento, a agência tomou uma decisão que favoreceu o consumidor e levou a um desequilíbrio ainda maior do sistema, com a redução da oferta desse tipo de plano no mercado. Posicionou-se considerando que o reajuste de preços poderia dar-se apenas dentro dos índices inflacionários, desconhecendo-se a realidade. Porém, a inflação médica não é equacionada nos mesmos parâmetros da inflação nominal. Nos Estados Unidos, por exemplo, a inflação médica chega a ser cinco vezes superior à inflação da economia americana. Todas essas ponderações devem estar presentes no debate sobre o financiamento da saúde.

No SUS, como vimos, há ainda um distanciamento entre a execução do processo médico e a origem do financiamento. Isso também gera desperdício na medida em que o consumidor – que paga pelo serviço

– não tem noção nenhuma do que exatamente está custeando. Vou explicar melhor. Em parte, o desperdício é estimulado pelo próprio usuário do sistema, que muitas vezes adota uma atitude permanentemente reivindicatória nas duas esferas, privada e pública. Ele quer fazer mais exames, procedimentos mais complexos, confia mais nos procedimentos realizados em um grande hospital do que no ambulatório. De certo modo, é uma opinião ainda muito influenciada por uma situação de carência constante no atendimento. Mas que também estabelece um padrão de relacionamento e crítica no qual o tema central da discussão não é o insumo que realmente fará a diferença na qualidade do tratamento.

Como seria se as pessoas que usam os serviços tivessem maior consciência de que ajudam a sustentar o atendimento? Acredito que isso propiciaria condições para o desenvolvimento de um sentimento de co-responsabilidade no uso. A construção dessa consciência envolve maior transparência na tomada de decisões e na aplicação dos recursos. Se são os meus recursos investidos ali, se eu pago e tenho direito, como o sistema é afetado se for mal-usado, se houver desperdício, se muitos exigirem mais do que tem direito? Infelizmente, essa ainda é uma realidade distante da rede pública nacional.

Na iniciativa privada, essa percepção já surgiu e pode ser um pouco mais concreta na medida em que, ao aderir a um serviço, o usuário está mais disposto a conhecer o seu "manual de uso". É um desejo que ganha força especialmente porque a primeira motivação, entre nós, para comprar um plano ou seguro saúde é garantir a assistência sem precisar depender da saturada rede pública.

O entendimento dos mecanismos de funcionamento da saúde privada é uma preocupação cada vez mais presente. Nos serviços de defesa do consumidor, por exemplo, avolumam-se as queixas contra provedores e fontes pagadoras. Também começa a se ouvir com mais freqüência um termo que permanecia restrito aos departamentos de recursos humanos: a sinistralidade, isto é, a taxa ou valor que efetivamente é gasto cada vez que um bem do sistema de saúde é utilizado. E há cada vez mais casos de renegociação e até ruptura dos acordos comerciais fechados entre as empresas e fontes pagadoras por causa da elevação desses sinistros. Ainda que bem menos comum do que seria desejável, algumas empresas começam a implementar programas de prevenção para reduzir esse valor. Em primeiro plano, eles beneficiam o usuário por evitar eventos agudos. Além disso, têm impacto na gestão da sinistralidade para empregadores e fontes pagadoras com menos gasto.

Será que uma medicina mais enxuta não contemplaria os procedimentos necessários com custos viáveis para que o usuário não tivesse de desembolsar nada além do previsto? Mas como seria esse tipo de gerenciamento dos recursos da saúde para atingir essa finalidade? Eis aí uma das discussões mais importantes do momento.

À primeira vista, parece óbvio afirmar que as fontes pagadoras estão muito preocupadas com o dinheiro na hora de planejar os serviços prestados. Do ponto de vista de um gestor, essa opção ganha outros significados e implicações. Na perspectiva histórica do planejamento da saúde, partir desse pressuposto pode levar ao que mais se deseja evitar, que é a queda na qualidade do serviço e o prejuízo.

A colocação dos custos no plano principal tem diversas repercussões. Uma delas é calcular se vale ou não a pena implantar novos métodos tomando por base o desembolso inicial e quanto tempo ele levará para ser coberto ou amortizado. O próprio SUS associa a alta complexidade com os procedimentos que custam mais caro. Porém, existe aqui um erro de conceituação. Com a finalidade de planejamento, deve-se desvincular da moeda a compreensão da tecnologia envolvida em um processo. A alta complexidade corresponde à integração de diversos recursos físicos, humanos e tecnológicos e de competências específicas para realizar diagnósticos e tratamentos. Essa reunião de insumos pode ser cara, dependendo do resultado final do atendimento e da escala em que se realiza. Esse pensamento relativiza, inclusive, a avaliação do que é custoso dentro de um sistema. Desse ponto de vista, como estabelecer um limite para os gastos? Pode ser caro gastar cinco reais se o procedimento a ser aplicado estiver ultrapassado ou mostrar-se desnecessário diante dos outros recursos mobilizados para tratar o paciente. E se a contenção de custos no diagnóstico permitir que uma determinada doença progrida sem tratamento, poderá então haver uma elevação brutal dos gastos pelo agravamento da patologia. É o que se pode chamar de uma economia fora de propósito e de contexto.

Portanto, pautar a questão da complexidade por dinheiro é um dos erros mais graves que se pode cometer, com impacto a médio e longo prazos. Infelizmente, ainda é um dos erros cometidos pelos planejadores e gestores para aplicar os recursos da saúde. Em muitas das suas escolhas, o SUS estabelece protocolos de conduta orientados pela necessidade de fazer as contas fecharem. Mas elas nunca fecham e não fecharão regidas por esses pressupostos.

As demais fontes pagadoras normalmente seguem essa mesma linha de ação. Querem saber se estão tendo ou não resultados financeiros. Não focam a sua atividade pela percepção da qualidade e desconsideram os indicadores de *performance* da clientela.

Para analisar os motivos que fazem as fontes pagadoras continuarem a operar nesses moldes, deve-se pensar como um fornecedor de serviços atento ao retorno do investimento. Por que então deveria uma fonte pagadora escolher a qualidade aos custos para conduzir sua oferta? Porque essa troca pode estabelecer uma nova dinâmica interna na prestação de serviços. Os gastos também ficam mais palpáveis e mensuráveis quando estão amparados em indicadores de *performance*. Isso vai de encontro a algumas das características mais incômodas da rede de atendimento público brasileira, que é a intangibilidade dos gastos aliada à falta de visão processual.

O dinheiro, na verdade, foi eleito como o depositário de toda responsabilidade pelas falhas da saúde brasileira. Quando se fala em soluções, não raro o que se ouve é um discurso sobre a necessidade de conseguir mais dinheiro para os hospitais ou serviços. Mas há mais motivos do que a indiscutível falta de recursos ou de uma medicina mais sofisticada para que tenhamos tantos problemas. Que a falta de recursos é real todos sabemos. Mas existe muito desperdício. E o papel de um gestor não é fazer o sistema andar liberando lotes de recursos, este ou aquele hospital ou unidades de transplante ou oncologia.

Mais do que nunca, é hora de trazer para a discussão da saúde brasileira a necessidade de haver uma análise processual. A implantação desse critério se confronta com muitos obstáculos. Um deles é o arraigado corporativismo e a atitude individualista mantida por alguns profissionais da saúde, independentemente de serem médicos, atendentes de enfermagem, enfermeiros, gestores ou funcionários administrativos. Na verdade, existem vários comportamentos que, de certo modo, alimentam a lógica que privilegia o dinheiro, a exemplo do que pode ser chamado de "medicina vingativa". É uma espécie de lei da compensação aplicada por alguns profissionais. Seu lema é "quanto mais eu vejo o paciente, mais eu ganho" ou "quanto mais testes peço, mais o prestador ganha". Mesmo que o paciente não precise de mais uma consulta ou mais um exame. Esse tipo de relacionamento com o paciente não é incomum e pode ser entendido como desrespeito à pessoa que vira massa de manobra para solucionar conflitos anteriores a ela. E lá vai o sujeito ou a mulher com o filho perder mais um dia de trabalho, de aula ou de repouso porque terá de se locomover até a consulta ou laboratório de exames e esperar não sei quantas horas para cumprir solicitações que o médico julga necessárias ao seu tratamento. A rigor, é ou não é uma forma de enganação?

O usuário também não está livre dessa visão fragmentada. Salvo exceções – como os militantes do movimento de saúde –, raramente os cidadãos conseguem ter uma concepção mais estrutural. Normalmente, a demanda se restringe a questões de caráter emergencial. E na imensa maioria dos casos, com toda razão. Claro que o paciente que utiliza o programa de diálise (processo de filtragem do sangue) vai reclamar da falta de equipamentos porque isso é, para ele, uma questão de vida ou morte. No entanto, o cerne dessa discussão é a urgência de ampliar o número de transplantes, uma medida que terá maior impacto na qualidade de vida e nos anos de sobrevida das pessoas com insuficiência renal.

Em sistemas que já possuem indicadores de qualidade e *performance*, a tendência do relacionamento médico-paciente é seguir por outros. Um dos sustentáculos dessa mudança é o pagamento por *performance* aos prestadores de serviços. Por exemplo, os profissionais que procuram tratar de diversas patologias guiados pela medicina baseada em evidências normalmente costumam ter melhor desempenho. Por oferecerem um tratamento de melhor qualidade, devem ser premiados com melhor remuneração. Arrisco-me também a dizer que a compreensão dessas propostas pelos médicos, bem como da situação atual da saúde brasileira pelos diversos setores envolvidos, está ligada à necessidade de haver maior transparência nas informações e decisões.

Por fim, o debate sobre o financiamento da saúde só será efetivo se for pautado pela introdução dos parâmetros da qualidade processual para implementar a qualidade de vida cada vez mais urgente ante a longevidade promovida pelos avanços sociais.

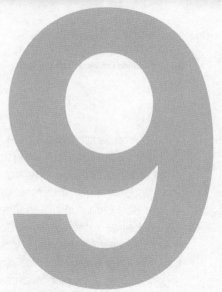

O Atendimento Privado

PERCEBER A DINÂMICA do atual modelo de saúde brasileiro significa também examinar os elementos responsáveis por seu financiamento. Antes de tudo cabe a ressalva de que a existência de um sistema suplementar deriva, principalmente, de uma inabilidade do sistema público em atender a nossa população como um todo. A rigor, por ser financiado por tributos gerais, o SUS é direito de cada cidadão. Porém, mesmo com seus princípios de universalidade, de eqüidade e de integralidade, não se modernizou diante das suas deficiências e das necessidades de nossa população. Como fruto disto, a sociedade se organizou e proporcionou, na forma de benefício, o recurso da saúde, transformando um direito em objeto de consumo.

Os planos fazem parte do cotidiano de cerca de 38 milhões de pessoas que participam de um modelo de atendimento privado em grande parte por meio das empresas privadas onde trabalham. É um segmento com regras em fase de regulamentação progressiva que, em vários aspectos, contradiz o perfil dos ajustes mercadológicos. E isso tanto é verdadeiro que o número de participantes com esse perfil vem progressivamente diminuindo.

Originalmente, os planos e seguros de saúde surgiram por causa da necessidade do País de estruturar formas de financiar a saúde durante um momento de forte industrialização. Esse movimento surgiu no final da década de 1950, notadamente na região do ABC Paulista (Santo André, São Bernardo e São Caetano), uma área de grande concentração industrial, especialmente do setor automotivo. Nesse período, por meio de vantagens fiscais, buscando trazer um atrativo para a massa de trabalhadores e um meio de diminuir o absenteísmo, algumas empresas passaram a ter planos de saúde próprios. Como o sistema público não tinha eficiência, a sociedade adotou o modelo como um diferencial. Desenhava-se assim o cenário que ensejaria também o nascimento dos seguros-saúde.

Para entender o momento atual, deve-se olhar criticamente para o aparecimento dessas entidades. Os empresários que criaram o segmento o fizeram com a perspectiva de ganhar dinheiro. Viram uma oportunidade de lucro no novo negócio, algo indiscutivelmente legítimo. E aqueles que foram responsáveis pelo financiamento dessas propostas, isto é, as próprias companhias, passaram também a adotá-las como um ganho indireto na produtividade. Como a discussão se centrou em dinheiro, as questões ganharam peso significativo nesse tópico e fugiram de críticas mais profundas que passaram a surgir somente nos últimos anos, quando se percebeu a impossibilidade de continuarmos a suportar seus custos crescentes. Talvez tenha sido essa opção, na gênese do processo, a responsável pela falta de entendimento sobre o funcionamento do setor.

Parece complicado? Vamos examinar cada aspecto dessa opção. Um dos pressupostos dos planos é que o conjunto de benefícios oferecidos esteja diretamente ligado aos custos com a saúde de cada um dos associados. Creio que raríssimas pessoas têm a noção de que estão se associando a um grupo que terá uma planilha de custeio que variará diretamente na razão dos eventos por ele gerado. E isto o usuário tem uma percepção muito distante, pois cada um deles tem pouco ou quase nenhum conhecimento de que aquele exame específico, sobre o qual ele tem direito, afeta uma sinistralidade grupal que representa um aumento em cada custo individual. Portanto esses direitos somente são direitos porque pagamos ou iremos pagar por eles em algum momento.

Se o roteiro inicial tivesse sido diferente e os planos tivessem nascido já baseados em critérios de qualidade, integralidade e eqüidade, a população usuária poderia ter mais instrumentos para usufruir desses serviços com melhor entendimento e menos conflitos. Ou seja, faltavam e continuam faltando à sociedade as informações essenciais para mediar sua relação com os planos.

Configurados desse modo, os planos vêm enfrentando muitas dificuldades. Um dos fatores que provoca constantes atritos é a incorporação de novas tecnologias ao rol de serviços oferecidos. De fato, a medicina teve uma transformação impressionante nos seus procedimentos e recursos nos últimos vinte anos cada vez mais sofisticados e também mais caros. Olhando pela perspectiva de quem gerencia custos, isso leva a inúmeras mudanças. Mesmo em mercados saturados, as novas tecnologias são capazes de gerar demanda. Mas tudo isso sempre tem vários lados. Barateia-se o custo da saúde coletiva, a nova tecnologia sobe o custo do hospital.

Por exemplo, antigamente, o paciente de uma cirurgia de catarata levava uma semana para voltar ao trabalho. Era necessário abrir o olho, tirar o cristalino, colocar a lente e fechar. Hoje a técnica de facoemulsificação permite operar com incisões mínimas e a pessoa está recuperada e em condições de retomar suas atividades no dia seguinte. Como procedimento, aumenta o custo porque o aparelho custa caro. Como ferramenta para melhorar a qualidade de vida do cidadão e a eficiência do sistema, é mais barato. Como resolver essas questões? Tudo isso passa por um novo código de relacionamento que a sociedade e os diversos setores envolvidos precisam entender e realizar.

Porém, planos de saúde se orientam por uma lógica fria – querem cobrir o que contratualmente está expresso. Não se sentem obrigados a pagar os novíssimos procedimentos, pois o diálogo novamente fica centrado em questões de cunho financeiro. Voltando à década de 1970, nesse período não havia a quantidade de próteses que se conhece hoje, para olho, seios, pernas, pinos de titânio, *stents* farmacológicos. Isso está coberto ou não? O plano avalia com um viés comercial. E, na prática, a tecnologia começou a ser apontada como a principal responsável pelo aumento dos custos, o que explodiu a capacidade de financiamento das pessoas. Seguindo essa linha de raciocínio, verifica-se também que, há duas décadas, metade do desembolso com um paciente internado no hospital era destinada ao pagamento dos honorários médicos e a outra metade cobria os custos hospitalares. Hoje essa divisão é totalmente desproporcional. Atualmente, o custo médico representa aproximadamente 5% do valor de uma conta. Os outros 95% são referentes à infra-estrutura tecnológica de procedimentos, de materiais e do próprio hospital.

Com o foco em valores, e não em indicadores, os planos e seguros-saúde muitas vezes acabam fazendo os acertos de uma forma empírica. Afinal, não dispõem de instrumentos comuns entre as empresas, por exemplo, para gerenciar suas opções. O critério foi, e continua sendo, o dinheiro gasto, o dinheiro investido, o retorno do investimento.

Aqui entramos em um ponto-chave da discussão. No momento em que vivemos, com grandes transformações tecnológicas na área da medicina e a longevidade crescente, as fontes pagadoras precisam tornar-se fontes administradoras. A pena por não cumprir essa transição histórica será a radicalização dos conflitos e a perda contínua de vidas associadas. O cerne da questão é criar meios de tornar a gestão mais eficiente e, de certo modo, eliminar dúvidas.

Se realizássemos uma radiografia ou um exame de alta tecnologia para fazer um diagnóstico do mercado, o que encontraríamos? As fontes pagadoras (os planos e seguros) voltadas simplesmente à criação de produtos muito diferentes entre si. Agregam-se produtos, tiram-se produtos, dão cobertura para próteses, não dão cobertura para uma prótese específica. Em meio a isso tudo, o consumidor fica desorientado e não sabe direito o que precisa ou deseja comprar. Tudo isso está centrado na lógica da movimentação do dinheiro, como descrevi acima, sem a aplicação de critérios de qualidade para acrescentar ou eliminar produtos dos "pacotes".

A essa altura, o leitor atento já percebeu que aqui reside mais um ponto gerador de conflitos entre planos, seguros e consumidor. Como os planos se tornam uma grande caixa-preta, com regras confusas aos olhos do consumidor – mas que seguem uma lógica interna clara –, as pessoas compram sem entender, não conhecem a amplitude e as restrições do produto e se sentem enganadas. Compram produtos diferentes daqueles que realmente virão a precisar. E aí começa a temporada de ajustes – tira isso e o plano cai para tanto, adiciona aquilo e sobe para tanto. Na verdade, a verificação da escolha mais ou menos correta acontecerá, infelizmente, quando a pessoa precisa usar seu plano. Não raro, o usuário se dá conta de que alguns benefícios cortados fazem falta e que precisa de um plano melhor.

Precisamos também verificar como se dá a mediação entre as necessidades dos usuários, os custos hospitalares e as diretrizes das empresas de planos e seguros-saúde. O resultado desse emaranhado de vontades e bases diferenciadas é que cada vez mais pessoas ficam sem assistência médica, cada vez mais gente reclama que o plano equivale a uma parcela muito gorda do salário. Conseqüentemente, cai o número de segurados e essas pessoas vão procurar atendimento pelo SUS.

Como vimos, o elemento criado pelo governo para regular o setor é a ANS. Uma das suas atribuições é autorizar os reajustes. Seu papel é mediar as divergências que o mercado têm e, a partir daí, encontrar formas de sustentabilidade. Para isso, precisa apoiar-se em critérios palpáveis, tais como os já mencionados indicadores de qualidade.

Seu foco, no entanto, oscila em virtude das tensões do sistema (em grande parte nascidas dos pressupostos não revistos na sua criação, ou seja, o dinheiro). Há, de um lado, a busca do apoio popular e decisões são tomadas com esse pressuposto. É muito simpático, por exemplo, não permitir alguns aumentos acima da inflação – mais um reflexo da discussão nos aspectos financeiros e não nos indicadores de qualidade e de aferição da eficiência do sistema. Se, por um lado, esse tipo de decisão é simpático ao consumidor, por outro desmotiva os investimentos no setor. Os empresários consideram que não existe segurança na remuneração do investimento. Injusto? Correto? Tanto faz. É assim que funciona no papel.

Durante muito tempo, por exemplo, a ANS não permitiu que os planos individuais tivessem reajustes acima dos índices da inflação. O que aconteceu? As empresas do setor não se interessaram mais em vender planos individuais, o que é muito ruim. É por isso que o indivíduo que deixa de ser funcionário e procura um plano individual para comprar encontra poucos produtos à disposição no mercado. Cria-se desse modo um contexto em que, para ter acesso à saúde privada, você tem de pertencer a uma empresa. Você é um profissional autônomo, tem dinheiro e desejo de comprar, mas não tem produto no mercado privado. É ou não mais um paradoxo? Tal situação é efeito de uma visão politizada. E quem está fora não entra, quem está dentro acaba sendo tratado de maneira insatisfatória.

Sempre há o outro lado da questão. Se a ANS permite aumentos exagerados, prejudica o consumidor. Todavia, ainda que mantenha os reajustes em patamares aceitáveis, não exige por parte da fonte pagadora toda uma ginástica intelectual que aprimore a *performance* dos produtos que oferece. Assim é mantido um sistema em que os aumentos remuneram custos, mas não se vinculam a um aperfeiçoamento da *performance*. O que se vê, depois de tudo que já comentamos, é uma realidade que exige medidas que preparem seu futuro. Por que esperar os sintomas se agravarem?

Em 2005, a ANS autorizou um aumento maior que a inflação, refletindo algo que vinha acontecendo na saúde e rapidamente começaram as liminares. Aqui surgem mais uma vez os elementos já discutidos em relação aos planos, aos consumidores e à ANS: uma visão da saúde centrada em custos e não em indicadores. No final, os juízes também decidem sem levar em conta os indicadores de qualidade. No País, 80% das ações contra os planos de saúde são concedidas pela Justiça, especialmente no que concerne a tratamentos de câncer e Aids.

A maioria desses juízes toma uma decisão social. Porém, cabe perguntar sobre os critérios que deveriam orientar suas decisões. Eu entendo que elas deveriam ser pautadas por uma perspectiva de estrutura e financiamento do sistema, porque alguém vai ter de pagar essa conta.

As empresas de planos e seguros-saúde estão apontando nos seus planos individuais sinistralidades acima de cem por cento. Trocando em miúdos, lucro zero e custo muito elevado. Nos planos corporativos, como os contratos são firmados com flexibilidade para renegociação, essas fontes pagadoras (dos serviços médicos) estão conseguindo se administrar porque reajustam valores de acordo com a sinistralidade. Muitas vezes, isso implica reduzir os benefícios aos funcionários. Volto a repetir: certo ou errado, não importa. É assim que as coisas acontecem. Por exemplo, uma determinada empresa contrata uma administradora chamada Plus (nome fictício) para os seus funcionários. Se a sinistralidade é muito alta, a cada três meses a empresa faz uma mesa-redonda com o contratante e revê os valores pagos. É por isso que os departamentos de recursos humanos das empresas incluem serviços, retiram produtos, mexem na composição dos benefícios – como os hospitais onde se pode ser internado para cirurgias – e depois avisam aos funcionários. Nos planos individuais, essa margem de negociação não existe.

A saúde tem de ser redesenhada. Na atualidade, como administrar serviços médicos sem considerar indicadores de *performance* amplamente discutidos? Como comprar materiais e equipamentos mais modernos sem direcionar as escolhas por indicadores de qualidade? De que modo exercer uma administração das vidas associadas e focá-la no fornecimento de tratamentos cada vez mais sofisticados da maneira empírica como vem sendo feito? É urgente a realização de um planejamento estruturante feito por especialistas e setores com o conhecimento profundo da dinâmica de funcionamento e de financiamento.

10
A Administração da Saúde

FACE A SUA COMPLEXIDADE em termos de recursos e de insumos, a saúde deve ser gerenciada com as mais modernas ferramentas de gestão empresarial. O defensor desse conceito pode parecer, aos olhos da multidão, um daqueles usurpadores caricaturais para quem o lucro está acima de tudo. Mas o argumento nada tem a ver com isso. A saúde é, antes de tudo, ao lado da educação, da habitação e da alimentação, um dos mínimos direitos sociais. Por isso, todos nós – ricos e pobres – devemos ter um atendimento de qualidade. E para que esse direito possa ser usufruído por toda a população, é preciso que se saiba administrá-lo. Que empresa pode atender a contento seus clientes se não for bem gerenciada? Como oferecer um produto de qualidade a um custo acessível se, por trás, não houver uma estrutura que permita estabelecer essa relação honesta e justa sem colocar em risco o vigor financeiro de uma companhia? É por esse ângulo que a saúde também deve ser vista como um negócio. E, mais do que qualquer outro, trata-se de um empreendimento que jamais pode ir à falência. Senão, o direito de qualquer cidadão deixa de ser contemplado.

Essa tendência começou a tomar fôlego a partir da década de 1990. Os estudiosos do setor e também os administradores ganharam mais consciência da necessidade de equacionar custos para continuar garantindo atendimento. Iniciou-se, por exemplo, o questionamento da medicina exercida de maneira livre e sem mensuração. Por isso, nesse período floresceram vários trabalhos que serviram para aumentar o escopo de uma ciência na época ainda incipiente, a economia da saúde. O que se queria – e se objetiva também hoje – é investigar as variáveis científicas, sociais e financeiras atuantes no setor para ajudar na formulação de políticas inteligentes de administração. Sucintamente, a economia da saúde é uma ciência capaz de fornecer as ferramentas para resolver positivamente a equação custos e atendimento. Este, por sua vez, deve estar sustentado na eqüidade e na medicina baseada em evidências.

Trata-se de outra recente abordagem na forma de trabalhar com saúde. Esse tipo de medicina é, como o próprio nome diz, fundamentado nas evidências clínicas de eficácia de determinado procedimento. Ou seja, deve-se optar por intervenções, exames, cirurgias e outras intervenções devidamente consagradas publicadas em literatura científica de alto nível, de forma métrica e com comprovação que se apóie em experiências coletivas e não meramente individuais. E isso é possível, hoje em dia, principalmente em razão da enorme produção científica de qualidade registrada no mundo e também por causa da rapidez com que as informações são disseminadas e analisadas. Não há justificativa para escolher um remédio mais moderno ou muito mais caro quando os dados disponíveis asseguram que o mais antigo e barato promove o mesmo efeito. A economia da saúde tem de congregar duas visões: a do médico, para quem salvar uma vida significa salvar a humanidade, com a do economista, acostumado a lidar com orçamentos. Tudo isso, é claro, sem se esquecer da ética no momento de fazer essas adequações.

A partir de suas informações, de análises de consistência epidemiológica, essa ciência permite o que chamamos de gestão métrica e equilibrada da saúde, tornando o processo sustentável dentro de uma base de acesso coletiva. Os diferentes órgãos de financiamento dispõem de recursos privados ou governamentais e a alocação destas verbas deve ser mais bem avaliada na perspectiva da comunidade. Em outras palavras significa aos profissionais rever condutas individuais para assumir outras novas, de maior eficácia e apoiadas em experiências de terceiros. Significa privilegiar determinadas políticas de saúde em detrimento de outras em função de prioridades apoiadas em razões epidemiológicas e técnico-científicas. Significa assumir que saúde não tem preço, mas efetivamente tem custo, e que a sociedade tem limites para assumi-lo, o que se faz com racionalidade nas condutas.

Nesse sentido, uma das condições imprescindíveis é levar em consideração a relação custo-benefício das ações. Isso deve ser ponderado em todas as etapas, até mesmo naquelas que não chegam à percepção do paciente, mas que são fundamentais para um bom atendimento. Vale mais a pena terceirizar os serviços de manutenção ou criar um departamento específico para essa finalidade que possa combinar vocações tão díspares como um ar-condicionado e um tomógrafo? Não seria o momento de se valorizar o papel da engenharia clínica como modalidade de gestão?

Quem ganha com isso? Todos e fundamentalmente os pacientes. Eles acabam recebendo de fato a eficiência, a efetividade e a segurança, peças genuínas de uma política de qualidade. Significa garantir a eles que terão o atendimento de que necessitam no dia e na hora marcados com confiabilidade nos resultados dos exames a que se submeterão. Quanto aos gestores, manter um equipamento de alto custo da maneira adequada é, em primeiro lugar, não gerar desperdícios, quebras e mudanças em rotinas por mau funcionamento resultante de ausência de manutenção adequada ou profissional não habilitado. A falta de visão dessa mecânica é o que muitas vezes permite situações desastrosas, como a que vemos principalmente na rede pública, com dezenas de equipamentos de última geração encostados em alguma sala porque estão quebrados e não há agilidade para resolver o problema. Perdeu o cliente do SUS, que não pode usufruir de seu direito a um exame de qualidade, e perdeu o contribuinte, que tem seu dinheiro desperdiçado na forma de impostos simplesmente abandonados em um canto qualquer.

Outro ponto que não pode ser esquecido quando se trata de gestão de saúde é ter à disposição os estudos de viabilidade da instituição ou do novo serviço a ser implantado, por exemplo. É preciso planejar a longevidade do trabalho segundo indicadores precisos. Devem ser respondidas questões como: quantos pacientes serão necessários para que o processo seja viável? E quantos funcionários? Por quanto tempo se deverá investir em treinamento? E em manutenção? Também é necessário instaurar uma forte política de qualidade. De novo, ela deve ser fundada em indicadores sólidos que representem de fato o quanto o doente está ganhando com aquele serviço, dentro de custos realmente viáveis. Quais os índices de sucesso de uma intervenção? Há protocolos de atendimento que definam exatamente o que deve ser feito ou cada profissional age de acordo com suas informações, solicitando muitas vezes exames e procedimentos desnecessários?

Cabe ao gestor cobrar o alcance de patamares de qualidade predeterminados e informados aos profissionais. Tudo isso pode ser contemplado no orçamento. Ele é uma das peças mais importantes para que a saúde prospere, já que expressa em números o que se pretende fazer. É estratégico para que se faça uma boa gestão. Mas para que o planejamento seja factível, é preciso levar em conta variáveis até como a inadimplência e outros riscos inerentes à atividade.

No orçamento, devem estar designadas também as prioridades de atendimento. Isso vale para o setor privado, é claro, mas é crucial para a esfera pública. Nesse âmbito, o ideal é montar um programa de saúde baseado em prioridades epidemiológicas, respeitando as doenças mais importantes em termos de massa populacional. Não se trata, obviamente, de deixar sem assistência pacientes com enfermidades mais raras, mas simplesmente de centrar os maiores esforços para melhorar a situação da parcela majoritária da população. A indústria e os outros setores ativos têm prioridades e estratégias, e com a saúde não pode ser diferente. E o bom senso precisa prevalecer não só na escolha das doenças a serem insistentemente combatidas, mas também em relação aos procedimentos a serem realizados. Tome-se como exemplo o caso dos doentes com graves problemas renais. A diálise é uma terapia caríssima. Em geral, o paciente se submete a três sessões por semana e tem apenas cinco anos de esperança de vida. Por que, então, não investir em centros capazes de fazer transplantes renais, outra alternativa de tratamento? A intervenção custa mais caro, é verdade, se olharmos apenas o presente. Ao contrário da diálise, o transplante proporciona a chance de cerca de 20 anos a mais de vida com melhor qualidade. Só aqui já se trata de um argumento muito forte em favor do procedimento.

Mas se colocada na ponta do lápis, a diferença de custos também é expressiva. Um ano de diálise custa ao SUS 15,7 mil de reais. Um ano de vida do paciente transplantado custa 1,5 mil de reais. Portanto, o que vale mais a pena?

Esse exemplo mostra também o quanto se deve pensar a saúde em longo prazo. É obrigatório que a gestão deste setor considere as necessidades da população em uma visão mais completa do que a atual. É preciso também ter uma perspectiva bem definida para saber e planejar o que fazer para atender às demandas que virão dentro de 10, 20, 50 anos. Qual será o tipo de paciente? Quais serão suas necessidades físicas e emocionais? Quais doenças serão as prevalentes? Sem olhar para o futuro, não se sai do passado. Toda essa visão de estruturação está presente em vários setores e deve permear o funcionamento da saúde também. O problema é que a quantidade de profissionais que dão atenção a esse aspecto ainda é pequena diante dos desafios. Poucos discutem o processo que está por trás da saúde. Há uma análise muito mais compensatória do que estruturante, que leva em consideração apenas o resultado da conta, gastos e lucros em detrimento de ponderar todas as variáveis e torná-las racionalmente viáveis.

Tão importante quanto tudo isso é o administrador da saúde entender que lida com seres humanos. Muitos pensam que a tecnologia prepondera e deverá prevalecer no futuro. Mas isso não é verdade. Diferentemente de outros setores, a medicina estabelece uma íntima relação com o ser humano e toca em um dos pontos que ele tem de mais vital: sua capacidade de viver física e mentalmente sadio. Por isso, nas atividades de um administrador de saúde está o desafio de gerenciar o negócio sem perder de vista que a finalidade é atender o ser humano. Não pode em hipótese alguma deixar de prestar atendimento. Ele tem de encontrar uma solução. No caso do gestor de uma instituição privada, por exemplo, ele deve fazer o que for possível para recolocar em outra instituição um paciente que não pode mais arcar com os custos do tratamento no seu hospital. Como se vê, o ideal é questionar a qualidade do que se está fazendo e não somente o gasto. O objetivo é colocar em prática a economia de saúde, e não economia na saúde.

11
O Novo Profissional e a Formação Médica

HÁ UMA DEFINIÇÃO DE competência da qual gosto muito. Ela é a rara combinação entre vocação e instrumentalização. Ante essa constatação, é de se questionar se os médicos de hoje e aqueles que as faculdades estão formando são de fato competentes para o desafio atual da prática da medicina. No que diz respeito ao conhecimento técnico, muitos realmente o são. Mas a medicina que deveria ser praticada hoje exige que o profissional tenha várias outras capacidades além da boa informação sobre anatomia, fisiopatologia, métodos cirúrgicos etc. Por isso, acredito que a formação atualmente em vigor no Brasil seja ruim e não prepara o médico para atuar de forma verdadeiramente competente para o cenário atual e futuro.

Digo isso ancorado em várias observações. Uma delas diz respeito à mudança de comportamento do próprio paciente, muito mais exigente do que anos atrás. Ele quer ser tratado corretamente, é claro, aceita em tese os processos de atendimento que se massificam, mas não quer abrir mão de ser atendido dentro das suas necessidades individuais. E no futuro, os serviços de saúde receberão usuários ainda mais exigentes. Porém, não estamos formando gente para atender a essa demanda. Estamos formando técnicos – alguns muito bons e outros nem tanto – especializados em cuidar muito mais de doenças do que de doentes. São profissionais que não aprendem conceitos de relações humanas, de sociologia, de antropologia. E por que isso é tão importante? Porque na medicina lidamos com seres humanos, repletos de história, costumes e crenças que, de alguma maneira, interferem na forma com que encaram seus tratamentos. Sabe-se, por exemplo, que para muitos doentes a religião é instrumento importante de recuperação. No mínimo, ignorar isso é não enxergar mais um recurso que pode vir a ser usado para auxílio, principalmente em relação aos pacientes terminais. Estimular a prática da fé de cada um pode ajudar na recuperação. Numa visão mais abrangente, é não entender que médicos tratam de gente, não de órgãos.

Contudo, há uma cultura vigente de desintegrar o médico do contexto social e de não dar a ele os instrumentos necessários para entender e exercer a condição humanista da profissão. Ele enxerga o doente de forma fragmentada. Analisa a queixa pontual, como se a pessoa diante dele se resumisse a um rim problemático ou a um estômago dolorido. É fato também que isso não pode ser atribuído somente a uma formação desintegrada, já que outros fatores também interferem nesta dinâmica, sendo a baixa remuneração uma delas. Dessa maneira, age como um operário que olha apenas para a pequena parte do processo de fabricação que lhe cabe. No entanto, quando se fala de ser humano, a situação é muito diferente, obviamente. É preciso analisar o paciente de maneira integrada, holística, para que se descubram as verdadeiras causas de seu problema e que seja possível oferecer o tratamento que, de fato, será eficaz.

Além disso, nas novas relações que estão se estabelecendo entre médico e paciente tem surgido o preocupante e freqüente problema dos processos judiciais. O medo de ser processado pelo doente muitas vezes leva o médico a uma posição defensiva que o obriga a atitudes desnecessárias. Uma delas é o exagero no pedido de exames, numa tentativa de se cercar de todas as informações possíveis para evitar erros de diagnóstico e de tratamento. Porém, apesar desse fantasma assombrar a rotina dos médicos, as faculdades não os preparam para lidar com a questão. Eles não recebem noções de Direito e não possuem a menor idéia de como se proteger. Assim como também não são orientados sobre o relacionamento com os convênios médicos, empresas cada vez mais presentes na vida do médico brasileiro. Como elas funcionam, como calculam os custos de procedimentos, como exigir mais e assegurar melhor qualidade no atendimento? Sem falar na ausência de preparo para o gerenciamento da saúde. Quanto, realmente, custam os procedimentos e os materiais envolvidos, entre outras coisas? De que maneira equacionar o problema do exagero de exames sem perder de vista a qualidade? Como organizar um bom sistema de dispensação de remédios? Mais: de que maneira criar estratégias de tratamentos eficazes de longo prazo e que não levem qualquer instituição ou sistema à falência? Nenhuma dessas informações é transmitida aos médicos de hoje e do futuro, embora sejam de extrema utilidade para o profissional.

Outra falha grave na formação médica é não preparar o médico para trabalhar em equipe. Trata-se de um problema histórico e cultural. Até hoje, não se definiu no Brasil o que é de atribuição exclusiva do médico e o que pode ser feito por outros profissionais da saúde, como enfermeiros, psicólogos, nutricionistas, fisioterapeutas, por exemplo. Há anos se discute um projeto que definiria as responsabilidades do médico – o chamado Ato Médico –, mas ele ainda está no papel. O resultado disso é que o profissional avoca as funções a serem exercidas no processo e na execução dos procedimentos. Isto não permite que outros atores participem da cena e que se implante o verdadeiro conceito de time multiprofissional. Lamentavelmente, esta situação leva a uma percepção de corporativismo, de defesa de classe que em nada contribui para aprimorar a saúde, mas que se resolveria a partir da instituição do Ato Médico.

O médico precisa entender que ele de fato é o líder do processo, contudo não pode e não deve atuar sozinho. É necessário que conte com diversos profissionais conhecedores de temas para os quais ele não foi especificamente preparado. Até porque o atendimento ao paciente, como já disse, compreende outros aspectos que vão muito além do diagnóstico e da prescrição do tratamento. Um exemplo é a função desempenhada pela enfermeira no hospital. O especialista atende o paciente, descobre a razão de sua queixa, medica-o ou submete-o a um procedimento. Depois, vai embora e volta apenas para fazer visitas de acompanhamento. Quem fica em contato direto com o doente é a enfermeira e toda uma equipe multiprofissional. É ela quem o acolhe, quem o ajuda em momentos ruins, auxiliando-o na recuperação. Quem já passou por alguma internação hospitalar sabe do que estou falando. A qualidade da assistência prestada pela enfermagem é fundamental para a melhora. Imagine estar em uma cama de hospital, fragilizado, assistido por um bom médico, mas por uma péssima enfermeira? Certamente seria uma experiência nada agradável. E este aspecto deve ser valorizado na medida em que o próprio profissional de enfermagem vem perdendo progressivamente seu valor, a ponto de existir grande carência deste no Brasil e no mundo.

Compreender a importância dos outros profissionais é também uma maneira de permitir que eles alarguem suas funções. Em uma Unidade de Terapia Intensiva, por exemplo, as enfermeiras entendem até melhor, do que a maioria dos médicos, o que significam as alterações nos sinais emitidos pelos equipamentos. A detecção de que algo está errado pode ser feita, portanto, por esses profissionais. Embora a ação a ser tomada, a atitude, seja um ato que deva ser feito pelo médico. O ganho é para o paciente. Dessa maneira, o médico pode se dedicar com afinco às questões que lhe dizem respeito direto e para seu aprimoramento. Sobra tempo para a análise minuciosa do caso, para a pesquisa, enfim, para o estudo e atualização, recursos indispensáveis para a boa prática médica.

Por tudo isso, um treinamento que congregue médico, enfermeira, auxiliar de enfermagem, farmacêutico e outros profissionais da saúde é uma ótima maneira de oferecer melhor assistência. A equipe deve funcionar como um time, de forma sinérgica. E time nenhum tem sucesso sem jamais ter feito um treino conjunto. Esse tipo de aprendizado deveria fazer parte de qualquer currículo de uma faculdade médica. Porém, o que se vê não é isso. Nas instituições de ensino, o aprendizado está organizado na forma de livros de função individualizada, sem visão integrada e sinérgica. Mas, a prática mostra que a medicina moderna não funciona somente segundo ditam as letras.

A própria função do médico está mudando. O entendimento mais profundo dos mecanismos das doenças – fenômeno recente na história da medicina – obriga o profissional a entender cada vez mais que o organismo não funciona de forma fragmentada. O que acontece no rim ou nos ossos pode estar relacionado a um desequilíbrio em outro local ou pode causar efeitos em órgãos bem distantes do foco do problema. A maneira de tratar uma enfermidade tornou-se muito mais complexa. Um bom exemplo do que estou falando é a chamada síndrome metabólica. Trata-se de um distúrbio reconhecido muito recentemente, caracterizado pela ocorrência simultânea de hipertensão, diabetes, obesidade, formando uma intrincada equação em que todos os componentes devem ser tratados para que o resultado seja positivo. Qual é o profissional que deve cuidar de tamanho problema? O endocrinologista, o cardiologista, os dois ao mesmo tempo? E o nutricionista, também não deve participar do atendimento? Qual é o médico hoje que está preparado para isso? E qual faculdade está formando alguém apto a lidar com questões tão complexas e intimamente associadas? O fato, porém, é que o paciente necessita de um profissional que gerencie sua saúde do ponto de vista integral, não de um médico que só o assista nos problemas pontuais e apenas nos momentos de crise.

Em outros países, há algumas iniciativas apontando para uma mudança na maneira de enxergar a participação médica. Nos Estados Unidos, algumas instituições criaram um serviço de *call center*. O paciente liga para uma central telefônica e é atendido por uma enfermeira. É ela quem ouve as queixas e faz uma seleção dos casos urgentes daqueles que podem ser encaminhados para o atendimento ambulatorial. Também nos Estados Unidos, os paramédicos têm papel importante no resgate de acidentados. Foram treinados para isso e exercem muito bem sua função. Na Faculdade de Medicina da Universidade de Harvard, uma das mais prestigiadas instituições de ensino do mundo, há cursos de especialização voltados para médicos que desejam se aprofundar na pesquisa, voltando-se para a vida acadêmica, e para aqueles que desejam se dedicar à administração dos sistemas de saúde. São currículos bastante distintos, mas que atendem às necessidades dos dois tipos de profissionais: um dedicado ao estudo e outro à prática. As instituições líderes têm a obrigação de inovar, de quebrar paradigmas, de questionar modelos e propor novas direções que apontem para o melhor atendimento dos pacientes.

O que se constata no Brasil, contudo, é a mais pura banalização do ensino e do profissional médico. De acordo com a OMS, o índice recomendável é de um médico para cada mil habitantes. Aqui, temos um para cada 600. Em São Paulo, a marca é de um para cada 200 habitantes. À primeira vista, pode parecer que pelo menos em alguma coisa positiva estamos à frente dos países desenvolvidos. Um olhar mais atento enxerga que de bom isso não há nada. Primeiro porque isso implica a desvalorização profissional. Segundo porque o índice é a prova de quanto estamos negligenciando o ensino e pouco preocupados em relação à qualidade do médico que atuará no futuro. Caso contrário, essa "fábrica" de médicos despreparados já teria falido há muito tempo. Só para se ter uma idéia, hoje há no País cerca de 150 cursos de medicina. Aproximadamente 60% não dispõem de hospital-escola. As conseqüências são claras: 60% dos processos contra médicos são abertos contra profissionais sem residência médica e 75% atingem profissionais que não têm título de especialista.

12
Tecnologia: em que e como Investir

VIVEMOS EM UM MUNDO cheio de inovações e posso dizer que elas são os verdadeiros determinantes do sucesso em um cenário de alta competitividade. Na área da medicina, as novidades são fartas em todas as especialidades e evidentemente que merecem sempre uma análise focada nas necessidades de nossos pacientes. É certo que isto vem de acordo com a lógica da sustentabilidade que exige, por parte da sociedade, uma visão crítica, equilibrada e realizada em rede que busque sinergizar esforços sem desperdícios.

Um dos campos mais atuais e também um dos mais importantes é o estudo da proteômica. Trata-se de uma ciência que consiste em fazer o mapeamento e compreender precisamente as proteínas criadas pelo genoma humano. Isso é fundamental porque são elas que "executam" as ações determinadas pelos genes pelos quais são fabricadas. Por isso, quando se anunciou o deciframento do código genético humano, o mundo comemorou, com razão. Mas como disse Leo Bonilla, PhD em genômica funcional da Universidade de Minnesota, nos Estados Unidos, o DNA indica apenas a predisposição. Já a proteína é função, ação.

Porém, o desafio que se tem pela frente nesta área é gigantesco. Estimativas conservadoras dão conta de que pode haver de 300 mil a um milhão de proteínas. Cada uma tem 20 diferentes aminoácidos e pode ser modificada de acordo com a quantidade de oxigênio, açúcares ou por interação com outras proteínas. Como se vê, o número de combinações é muito maior do que o genoma (nós devemos possuir cerca de 30 mil genes). Há uma cópia de DNA em cada célula, mas existe uma expressão variável de proteínas dentro de cada uma dessas estruturas. Vejam que complexidade!

Apesar das dificuldades, já se dispõe de algumas aplicações práticas dessa nova ciência. Em fase inicial, é verdade. Mas dentro desta área já temos marcadores protéicos específicos para câncer de mama, ovário e esôfago. Isto é um avanço importante porque permite delinear melhor o perfil da doença e tornar o tratamento mais bem dirigido ao alvo certo. Em tese, se o paciente manifestar a produção de uma proteína associada ao tumor, é possível prever o quanto agressiva é a doença e também usar medicamentos que sabidamente terão efeito, pois esta proteína poderá ser identificadora de uma ação de resposta terapêutica ou não. Dessa maneira, a resposta é mais focada, mais orientada, evitando desperdícios e exposições a tratamentos ineficazes.

Outro progresso importante relacionado ao genoma é o desenvolvimento da biotecnologia, também conhecida como engenharia genética, que consiste no uso de técnicas para modificar o material genético com o objetivo de alterar ou introduzir novas características no organismo vivo. É diferente do simples cruzamento entre seres relacionados para obter uma característica desejada. A biotecnologia permite a introdução no genoma de um determinado organismo de um único gene responsável pela função almejada. O procedimento, portanto, permite que as alterações sejam precisas e previsíveis, representando aprimoramento do melhoramento clássico, que se baseia na transferência de genes de um organismo para outro por meio de cruzamentos nos quais os genes são misturados em combinações aleatórias.

O domínio da biotecnologia pode contribuir, por exemplo, para a diminuição do número de casos de reações adversas aos medicamentos.

Só nos Estados Unidos, cerca de 100 mil pessoas morrem por ano em conseqüência de efeitos colaterais de medicamentos. Se for feita uma intervenção direta no material genético, de modo a modificar essa propensão, pode-se superar o empecilho.

Muitos avanços também têm sido obtidos na área das pesquisas com células-tronco. Elas são capazes de se transformar em vários tecidos do organismo e por isso estão sendo consideradas uma das grandes revoluções da medicina. Na verdade, é como se fossem peças novas que se diferenciam e ficam prontas para substituir as mais velhas e defeituosas. Alguns dos melhores resultados do uso dessas células curingas são observados na área da cardiologia. Em estudos ainda experimentais, as células-tronco mostram-se capazes de regenerar regiões lesadas do tecido do músculo cardíaco. Outra utilização que parece promissora é na área da neurologia, com a aplicação das células-tronco nos locais onde a rede nervosa foi lesada por alguma doença ou trauma.

Esses são apenas alguns exemplos de caminhos abertos pela ciência e que prometem melhorar a qualidade da vida no futuro. Mas e quanto aos gestores de saúde? Como devem agir diante de tantas possibilidades e inseridos em um mundo onde a inovação é uma das principais marcas de sucesso de um empreendimento? Essa é uma questão a ser respondida urgentemente. As instituições de saúde devem acompanhar, incorporar e buscar – por que não? – os avanços. Mas não podem ir ao extremo completo de se dedicar unicamente à investigação científica.

Outro aspecto complicado diz respeito à dificuldade em escolher a tecnologia que de fato fará diferença no atendimento. Hoje, as opções são muitas. O problema é que nem todos os recursos agregam valor ao atendimento. E o médico deve ser capaz de decidir se é válido ou não ter este ou aquele instrumento. É uma tarefa complexa, mas há formas técnicas que ajudam a tomar a melhor decisão.

Para que o médico esteja habilitado a resolver que recurso deve ser incorporado, ele deve ter uma visão ampla do mundo e do ser humano, não só da medicina. Tem de enxergar mais à frente, entender os movimentos e as necessidades futuras. Uma das formas de alcançar essa capacidade é ler muito e, de novo, não só medicina. O profissional precisa estar permanentemente interessado em se atualizar, ter acesso a banco de dados de várias áreas da ciência, ter conhecimento do que acontece no mundo.

Na esfera pública, o processo de decisão deveria ser o mesmo. Cabe aqui, aliás, deixar claro que a carência em recursos mais sofisticados e de alta complexidade tão sentida na rede pública não nos afasta da responsabilidade de ofertar tudo que agregue valor à prática assistencial. Ao negarmos esse princípio, estaremos agindo de modo a criar um sistema que contraria o pressuposto constitucional do princípio da eqüidade. Por isso, esses recursos não podem ser entendidos como um luxo que deva ser usufruído apenas pelas pessoas de boas condições financeiras. Mas, as escolhas do que será incorporado também devem ser racionais e ponderadas, a exemplo do que seria o ideal no setor privado. Um recurso útil particularmente à área pública antes da simples opção por leitos hospitalares, por ambulâncias, é o de se fazer um mapeamento das necessidades de cada região. Há locais onde um equipamento de ressonância magnética é realmente muito necessário, mas em outras regiões o que se precisa mesmo é de um centro equipado para atender crianças com problemas de nutrição, por exemplo. Em outras áreas ainda há o excesso de leitos, quando na verdade o que necessitam é de um aprimoramento de gestão.

Quando se trata de novas tecnologias, não se pode esquecer ainda de capacitar verdadeiramente o profissional a lidar com elas. De nada adianta investir fortunas em um equipamento novo se o médico e os outros profissionais responsáveis pelo seu funcionamento e aproveitamento não souberem lidar com o aparelho e conhecer sua relevância. O desconhecimento do instrumento e de sua utilidade leva a inúmeras imperfeições: não se tira o maior proveito do equipamento e não se utiliza sua total capacidade, deixando de ganhar administrador e paciente. Sem estar instrumentalizado para decidir quando e o quê incorporar ao seu serviço de saúde e para dominar a tecnologia, o médico corre o risco de virar instrumento na mão da indústria, que persegue legitimamente o lucro, objeto de seu trabalho.

Por outro lado, a sociedade também pode se tornar refém desse jogo. Isso porque ela não consegue ver com clareza que às vezes não precisa da tecnologia. Porém, muitos entendem que receber um bom atendimento significa ser submetido a vários exames e usufruir de toda tecnologia possível. Vêem isso como um direito seu e como um dever do médico. É um grande equívoco. Mas infelizmente esta cultura da valorização excessiva tecnológica ganha espaço na mesma medida da desvalorização da atividade médica. Mas é importante saber que nada substitui uma boa anamnese e um exame clínico detalhado. A máxima de que a clínica é soberana deve ser respeitada. Afinal, não tratamos exames, e sim pessoas.

Além disso, como cresceu o número de exames e de procedimentos feitos com sofisticação tecnológica, os custos também explodiram. Só nos Estados Unidos, nos últimos dez anos os gastos com exames subsidiários triplicaram, mas não há evidência de que a medicina americana tenha melhorado na mesma proporção comparada ao que ocorre hoje na Europa. No Brasil, o que se vê é a prática da chamada "medicina vingativa" (como já me referi anteriormente). O médico, que não é remunerado pela sua *performance*, também não é valorizado no seu trabalho e se vinga pedindo exames e mais exames desnecessários, muito possivelmente como uma falha da falta de compromisso pelo resultado. Na área pública, ainda há outro agravante, nesta esfera, a responsabilização pelos custos não é de ninguém. Mas quem paga o SUS é a própria sociedade, à custa de uma alta carga tributária.

Em toda essa questão, envolvendo a busca pela sofisticação tecnológica em diagnóstico e tratamento, deve-se procurar o equilíbrio. E ele depende enormemente das sociedades médicas. Essas entidades precisam validar sistemas de qualidade e protocolos. Nenhuma mudança se fará se os médicos não enxergarem um pouco além de suas *expertises*, de seus campos de ação. Os profissionais precisam ser estimulados para tanto. Uma das maneiras de fazer isso talvez seja a instituição do pagamento por *performance*, sistema pelo qual existe uma responsabilização pelo resultado. Atualmente, grande parte de nossa remuneração se perde nos desperdícios, nos gastos que não agregam valor nem segurança ao paciente. Além disso, o esforço das universidades diferenciadas se concentra em projetos que necessitariam de nova análise. Os centros acadêmicos deveriam se reunir e redesenhar suas missões e visões. Precisamos de tantos mestrados? Ou eles são uma conseqüência da formação incompleta ainda nas fases de graduação? Qual o papel dos cursos profissionalizantes? Infelizmente, ainda estamos muito atrás neste debate.

13

O Desafio das Doenças Crônicas

DE ACORDO COM A Organização Mundial da Saúde (OMS), doenças crônicas são males permanentes ou que provocam alguma incapacidade importante para o portador, como ocorre com o AVC. Elas podem exigir que o paciente passe por um complexo processo de reabilitação. Outra de suas características é ser causada por uma alteração patológica irreversível, a exemplo do que se passa com o diabetes. Freqüentemente, elas demandam longos períodos de supervisão, observação e cuidado. Caso do câncer. Isso é conhecido largamente por profissionais de saúde e autoridades governamentais de diversas nações. No entanto, as doenças crônicas continuam a crescer globalmente, atingindo patamares preocupantes. A OMS estima em 35 milhões o número anual de pessoas que sucumbem vítimas de alguma dessas enfermidades. Ou seja, 60% de todas as mortes.

Na estatística da entidade, dentro do conceito descrito acima, as principais causas de morte e incapacidade no planeta são as doenças cerebrovasculares (30%), o câncer (13%), os males respiratórios crônicos (7%), o diabetes (2%) e outras enfermidades crônicas (9%). Um aspecto a salientar é que elas se ampliam tanto nos países em desenvolvimento quanto nos ricos. Nos Estados Unidos, por exemplo, sete em cada dez fatalidades ocorrem por causa de doenças crônicas. Segundo o Centro de Controle e Prevenção de Doenças (CDC), elas afetam a qualidade de vida de 90 milhões de americanos.

Além de roubar vidas e comprometer o cotidiano de tanta gente, há outro aspecto que deve ser ressaltado em relação a essas enfermidades: o alto custo de seu tratamento. O CDC calcula que as doenças crônicas consomem 75% dos gastos totais com saúde (que nos Estados Unidos chegam a 1,4 trilhão de dólares). Apenas no que se refere ao diabetes, os custos diretos e indiretos somam cerca de 132 bilhões de dólares por ano. Em 2001, aproximadamente 300 bilhões de dólares foram necessários para o tratamento dos males cardiovasculares. E a perda de produtividade em conseqüência desses problemas foi estimada em 129 bilhões de dólares.

Reduzir a prevalência desses problemas e suas conseqüências é um complexo desafio para a saúde. É bom ressaltar que eles estão entre aquelas enfermidades que podem ser evitadas. Isso quer dizer que é possível prevenir seu surgimento. Adotar hábitos saudáveis – tais como fazer uma dieta equilibrada e praticar regularmente atividade física – pode impedir o aparecimento ou manter sob controle os efeitos devastadores desses males. A medida é antiga conhecida, no entanto, vê-se a cada dia que a implementar exige grande esforço dos profissionais de saúde, do governo e mesmo da sociedade.

Incentivar pesquisas que busquem entender melhor as causas dessas doenças seria uma solução. Criar programas que estimulassem a adoção dos hábitos saudáveis seria outra. E monitorar a saúde da população por meio de levantamentos e estudos nacionais seria mais uma forma de enfrentar com maior eficácia esse desafio.

No Brasil, temos dificuldades para conhecer a real extensão de diversos males – o que nos leva a estimar por meio da literatura internacional o impacto de um grande número de enfermidades no País. No entanto, com as doenças crônicas há alguns estudos que fornecem dados confiáveis. É o caso da incidência dos tumores malignos. Estimativas do

Instituto Nacional do Câncer (Inca) apontavam que, em 2006, ocorreriam mais de 470 mil novos casos da doença. Os mais incidentes seriam os tumores de pele não-melanoma, seguidos pelos de mama, próstata, pulmão, cólon e reto, estômago e colo do útero. Há meios de combater essa situação? Analisemos o exemplo do câncer de mama. Segundo o Inca, há um risco calculado de 52 casos desse tipo de tumor a cada 100 mil brasileiras. Os especialistas sabem que fatores hormonais podem aumentar a chance de esse problema se manifestar. Portanto, a prescrição de anticoncepcionais e a indicação de reposição hormonal devem ser bastante criteriosas, levando-se em consideração a relação risco-benefício de cada paciente. Entretanto, a prevenção primária não é tão simples. Há outros fatores de risco importantes, como as características genéticas. O Inca informa que há estudos em curso para encontrar novas estratégias de rastreamento que sejam factíveis com os dilemas orçamentários que o Brasil enfrenta há tempos. Por ora, o método de detecção precoce mais utilizado é a mamografia.

A principal causa de mortalidade no Brasil é o AVC, seguido pelo infarto agudo do miocárdio. Dados mais recentes mostraram que o derrame cerebral é responsável por mais de 90 mil mortes por ano no País, enquanto o infarto responde anualmente por cerca de 60 mil casos letais. No mundo, a OMS aponta que esses dois males matam 12 milhões de pessoas a cada ano (dos quais 7,2 milhões são pelo ataque cardíaco), e mais 3,9 milhões perdem a vida por causa da hipertensão e outros problemas do coração.

Em relação ao AVC, vale lembrar que muitas vezes, em função da gravidade do evento, do tempo de atendimento e da qualidade do tratamento, o paciente pode ficar com a qualidade de vida seriamente comprometida. Há pessoas que acabam condenadas a permanecer na cama, tornando-se dependentes de terceiros, sendo atendidas por algum familiar ou por enfermeiros, quando a família tem recursos para pagar por esse tipo de serviço. É um custo elevado. Nos Estados Unidos, por exemplo, os gastos com cuidados do doente em casa beiram os 12 bilhões de dólares. Cálculo que pode ser muito maior no futuro já que a população envelhece. Um estudo do CDC indica que, a partir dos 65 anos de idade, a necessidade de hospitalização devido a um derrame cerebral aumenta bastante em virtude da idade. Em 2000, nos EUA foram registradas 445 mil internações por causa de AVC entre as pessoas nessa faixa etária, uma taxa de 16,3 casos a cada mil.

No Brasil, o Hospital Israelita Albert Einstein pioneiramente lançou o primeiro protocolo de atendimento em AVC, tendo sido nossa proposta a base para a criação do primeiro Atlas da Saúde de São Paulo. Nesse projeto, não se tratou apenas de implantar rotinas de abordagem terapêutica, mas também avaliar a infra-estrutura em todo o perímetro urbano para que esta pudesse ser ágil o suficiente no atendimento do derrame cerebral, uma vez que o tempo é fator crucial. Investimentos como esse, com foco em algo de prevalência relevante, levam agilidade para o tratamento de uma doença que, se for executado em tempo e da maneira adequada, poderá melhorar a qualidade de vida do paciente e diminuir os custos em reabilitação.

Quanto às demais enfermidades crônicas, também deve ser destacado o perigo do diabetes, que afeta 177 milhões de pessoas no globo. A maioria delas sofre com o tipo 2, o associado ao estilo de vida. O diabetes eleva os riscos das doenças cardiovasculares, assim como a obesidade, que atinge 300 milhões de indivíduos (enquanto o sobrepeso ocorre em um bilhão de adultos).

Os fatores de risco que aumentam as chances de ocorrência da maioria das doenças crônicas são conhecidos: colesterol alterado, inatividade, baixa ingestão de frutas e verduras, hipertensão, obesidade, tabagismo e consumo de álcool. Por isso, mudanças nos hábitos alimentares, incentivo à atividade física e abandono do cigarro têm forte impacto na redução das taxas dessas enfermidades. Segundo a OMS, mais de 80% dos casos de doenças nas coronárias, 90% dos registros de diabetes do tipo 2 e um terço dos cânceres poderiam ser evitados com essas recomendações. E, em geral, dentro de um tempo relativamente curto, já é possível colher benefícios dessas medidas, o que as torna muito importantes de serem seguidas.

De certa forma, a maioria das pessoas sabe disso. Mas por que, então, os problemas continuam a aumentar? Existe nesta questão uma significativa influência da industrialização, da urbanização, da globalização do setor alimentício e do desenvolvimento econômico. A população tem mantido uma dieta alimentar com consumo excessivo de calorias, gorduras, açúcar e sal. Nos países em desenvolvimento, tais produtos estão, por vezes, muito mais acessíveis do que os saudáveis. Um refrigerante, por exemplo, sai mais barato do que um suco natural de fruta. Há entidades que defendem modificações que envolvam a indústria alimentícia, como o estabelecimento de rótulos "saudáveis", indicando assim o que seria melhor para o consumidor do ponto de vista de ingestão de gorduras e calorias.

Em relação ao governo e aos profissionais de saúde, o que pode ser feito? Por tudo que foi mostrado, não há dúvida de que o desafio é enorme. As principais instituições médicas do mundo sustentam que a abordagem para prevenção e o acompanhamento das doenças crônicas devem ser multifacetados. Há sólidas evidências científicas que comprovam que intervenções no estilo de vida realmente reduzem a incidência dessas enfermidades. Além disso, um tratamento medicamentoso bem executado e controlado da pressão alta, da glicemia e do colesterol resulta na economia de custos e no aumento da qualidade de vida dos pacientes.

Uma monitorização dos problemas por região é uma saída. Avaliada a prevalência de certos males, o atendimento pode ser mais efetivo quando focado para as doenças mais comuns naquela área. Acho que a questão não passa tanto pela riqueza do País, e sim por sua administração. Gerir adequadamente os recursos disponíveis, fazendo uma projeção da incidência dessas enfermidades crônicas, seria uma medida capaz de trazer resultados importantes na redução desses casos. Já disse que campanhas e mutirões não resolvem nada. São simplesmente reflexos da ausência de uma política de saúde mal estruturada.

Há anos os profissionais de saúde batem na tecla de que prevenir é melhor. De fato, é melhor. Mas isso deve ser organizado da forma mais pragmática possível, justamente para que apresente frutos. Podemos aplicar vacinações ou criar programas para fornecer cálcio e zinco à população ou estabelecer rotinas para a avaliação da pressão arterial ou realização de exames do tipo Papanicolaou. O importante é que façamos o que for decidido dentro de critérios bem direcionados. Isso significa investir antes para descobrir em quem e o que devemos prevenir em relação a um determinado grupo populacional. Entendo que, em saúde, devemos estabelecer sempre aonde queremos chegar. E com uma visão abrangente e de longo prazo.

Atualmente, 69% das admissões hospitalares ocorrem por causa de pacientes crônicos, e 80% das diárias são consumidas por essa mesma população. A expectativa de vida vem aumentando e sabe-se ainda que a co-morbidade afeta substancialmente a *performance* de tratamentos das demais patologias. Em outras palavras, podemos dizer que as pessoas, ao ficarem mais velhas, apresentarão chances de desenvolver quadros crônicos de maneira associada com outros males, como a depressão. Essa enfermidade encarece os tratamentos, pois, além de ter seu próprio custo, retarda a recuperação do paciente.

O que vemos, portanto, é uma espiral crescente de custos, como fruto da evolução do conhecimento e dos recursos médicos. É imperativo ter uma visão processual acerca das pessoas, e não somente concentrar-se na ocorrência da doença. Além do aspecto qualitativo, essa atitude é vital no sentido da sustentabilidade.

14

O Hospital e as Estratégias para o Futuro

PENSAR NO FUTURO É UM projeto desafiador que envolve múltiplos aspectos. Não aceitar esse fato e agir de forma pontual e momentânea é condenar nossa sociedade a evitar um processo universal e baseado em eqüidade como prega a nossa Constituição. Para mim, esses valores que nortearam nossa Carta Magna são bens inegociáveis e toda e qualquer política deve nestes princípios estar estruturada. No mundo de hoje, com interligações formais e informais e o incremento crescente da tecnologia da comunicação e da informação, a capacidade criativa e inovadora nos permite avaliar cenários rumo a um amanhã que nos cabe construir.

E é claro que o hospital do futuro deverá contemplar a medicina do futuro. Neste cenário, não deverá existir uma instituição isolada, desconectada de um ambiente ambulatorial onde progressivamente vem se concentrando a maior parte do atendimento médico e assistencial. Os modelos com as características atuais de internação, mais comumente chamado de modelo hospitalocêntrico, estarão reservados aos pacientes graves, que necessitem de cuidados intensivos, como os dedicados a vítimas de traumatismos e transplantes. Os outros casos deverão ser solucionados no atendimento dentro do ambulatório face ao desenvolvimento de procedimentos minimamente invasivos e técnicas com menor agressão colateral.

Evidentemente que, para isso, falar de futuro também implica discorrer sobre o papel da tecnologia em saúde. Sem dúvida, ela será parte importante desde que possibilite revisões processuais agregando valor no resultado final. Isso impacta diretamente no modelo físico e estrutural a ser adotado. Porém, nossa realidade tem trazido ações que se distanciam deste cenário de longo prazo. Propomo-nos a ampliar leitos sem análise de demanda e de taxas de *performance* da rede atual, investindo, portanto, em infra-estrutura pesada e cara. Caminhamos, desse modo, contra uma tendência na qual a perspectiva é bastante diferente, com foco em uma medicina de qualidade, eficiência e efetividade.

Olhar para frente pode significar dividir a medicina em duas grandes vertentes: o previsível, no qual o papel da prevenção ganhará enorme dimensão, e o imprevisível, no qual a traumatologia deverá representar a grande massa da atividade médico-assistencial. Estrategicamente, essas duas linhas a médio e longo prazos nortearão políticas consistentes que se concretizam em uma infra-estrutura física que possa atendê-las. O papel do Estado como prestador de serviços deve ser substituído por uma estrutura estratégica, ágil e que formule mecanismos de governança capazes de focar os interesses da população. Isto também se contrapõe ao predomínio de tendências hoje fortemente influenciadas por interesses corporativos.

Quando se fala na importância da prevenção é por motivos óbvios. Sabe-se que, quanto mais cedo se previne o aparecimento de uma doença, melhor para o paciente. Nosso país dá importantes passos nesse sentido com o Programa de Saúde da Família, estabelecendo equipes de saúde próximas aos pacientes e que, no futuro, mais bem instrumentalizadas e com referências físicas de melhor qualidade e que não sejam hospitais, poderão fazer a diferença. Melhor também para o sistema de atendimento, que não arcará com despesas maiores relativas a internações decorrentes de eventuais complicações no estado do paciente derivadas da falta de cuidado precoce. Isso é básico em se tratando de saúde.

Evidente também que a prevenção ganhará com o progresso da genética. No futuro, nosso modelo de medicina básica poderá ser facilmente incrementado com a prevenção apoiada nesta ciência. Mas por que falamos tanto sobre genética? Por que esse instrumento será vital para ajudar na adoção de uma política preventiva de saúde? A genômica, que reflete a tendência a desenvolver algo, com todas as suas informações sobre os genes e suas implicações sobre o desenvolvimento de enfermidades, ajudará na identificação das propensões individuais a esta ou àquela doença.

Se o indivíduo apresentar um gene que indica maior predisposição a um tipo de câncer, por exemplo, é preciso observá-lo de perto e muito constantemente para que o mal não venha de fato a se desenvolver. O mapeamento genético permitirá ainda identificar qual a sua sensibilidade a este ou àquele tratamento. Em muitos casos, pode-se conseguir deter o desenvolvimento da enfermidade por meio da adoção séria de hábitos de vida mais saudáveis. É o caso, por exemplo, de uma eventual propensão a um infarto. Se o indivíduo seguir à risca a cartilha dos bons ensinamentos para um coração saudável – entre eles não fumar e fugir do sedentarismo –, tem boas chances de não sofrer esse acidente cardíaco, mesmo apresentando propensão genética. Ele também deve ter acompanhamento e receber eventual tratamento preventivo, se for preciso. Além disso, imagina-se que, no futuro, a ciência terá disponibilizado recursos para modificar a história ainda antes, corrigindo os defeitos genéticos. Mas se nada disso barrar o aparecimento da doença, o acompanhamento rigoroso e individual do paciente permitirá que ela seja tratada o mais cedo possível. Por isso, a genômica será capital para planejarmos os cuidados de forma mais customizada e dentro de necessidades focadas, atraindo investimento de maneira mais dirigida e com menor desperdício. Novamente, aqui ganha o paciente, que terá seus problemas combatidos especificamente de acordo com suas necessidades. E ganha a rede de assistência, que não desperdiçará recursos preventivos em pessoas que não apresentem tendências genéticas.

Para os que enxergam nisso mais uma das promessas do futuro, as expectativas dão conta do contrário. Calcula-se que, em breve, será possível fazer todo o mapeamento genético de uma pessoa a um custo não superior a mil dólares. A princípio pode parecer muito, mas, se avaliarmos o potencial e o impacto disso na redução de gastos com medicamentos e internações, perceberemos que se trata de um investimento que vale a pena. Com esse processo mais bem estabelecido, o *check-up* passa a ganhar foco, mudando as atuais baterias de exames que obedecem a critérios massificados. O objetivo é criar protocolos que levem em consideração as peculiaridades de cada indivíduo. No futuro, integrando essas questões, está a tecnologia, que já nos permite avançar em termos de conhecimento. Um desses progressos é a imagenologia funcional. Esse recurso usa sofisticados aparelhos de imagem sensíveis a reações metabólicas. Isso possibilita fazer o mapeamento de áreas e suas diversas responsabilidades nos diferentes quadros neuro, onco e cardiológicos ainda sem completo equacionamento. Isso é importante porque, a partir dessas informações, podem-se entender processos fisiopatológicos e recorrer à aplicação de técnicas de reabilitação, medicamentos e ações preventivas também mais dirigidas.

Mas antes mesmo de tudo isso, pensando em uma ação mais atual, dentro da medicina preventiva e de tratamento é preciso priorizar as doenças que devem receber maior atenção. Certamente serão as de maior prevalência e as que requerem alto custo de investimento no tratamento. Entre as primeiras, como apontei no capítulo anterior, estão o diabetes, os males cardiovasculares, os tumores com seus inúmeros padrões morfológicos e os problemas da coluna como ação direta do envelhecimento. Na segunda categoria, encontram-se enfermidades como artrite reumatóide, esclerose lateral amiotrófica e mal de Parkinson.

Em relação à medicina do trauma, ela terá grande importância na medida em que, sabemos hoje, estão as causas externas, como violência e acidentes de trânsito, entre as principais responsáveis pela mortalidade em todo o mundo. E o grande problema é que ainda não se têm recursos e principalmente profissionais treinados adequadamente para atender essas vítimas. A situação é mais grave ainda em países como o Brasil, bastante carente de verbas e de centros especializados no atendimento a esses pacientes. O ideal seria a criação de serviços realmente bem treinados na assistência dos casos e na disponibilização dos instrumentos existentes hoje.

No entanto, é importante salientar mais uma vez que a tecnologia sozinha não basta. Tome-se como exemplo o que acontece com a saúde nos Estados Unidos. O país possui alguns dos mais bem equipados centros de saúde do mundo, porém, é a única nação industrializada que não oferece garantia de cobertura universal de saúde, deixando milhões de pessoas sem acesso aos serviços. E o país também não é o melhor em qualidade de assistência e tampouco um líder em informações de tecnologia em saúde. Os indicadores revelam essa situação. Em um *ranking* de *performance* sobre taxas de mortalidade entre pessoas com menos de 75 anos de idade motivada por doenças parcialmente modificáveis por um sistema eficiente de assistência, os Estados Unidos ocupam o 15º lugar entre 90 países. Em relação à saúde mental, somente metade dos adultos e 59% das crianças que necessitam de cuidados nesta área de fato recebem tratamento. Há problemas também no que diz respeito ao chamado atendimento coordenado, um sistema que implica manter o acompanhamento do paciente para além da consulta médica. Cerca de 28% das reinternações, que são de doentes que já estavam sendo assistidos em casa por esquemas de *home care*, poderiam ter sido prevenidas. Outro terço dos pacientes em geral relatou ter sido vítima de erro médico, de medicação ou no resultado de exames nos últimos dois anos.

Mas se há algo de positivo neste cenário é o fato de que, lá, pelo menos eles se preocupam em aferir a situação. Diferentemente do Brasil, onde é gritante a falha no levantamento de indicadores que apontariam com maior precisão como vai a nossa saúde. Por isso, aqui, mais uma vez, ressalto a importância do uso permanente de indicadores. Quando você busca, encontra onde melhorar.

Ao olharmos para o futuro, também é importante considerar que a prevenção e a assistência aos doentes são atividades que devem ser feitas no dia-a-dia. Isso se faz com educação na escola, com campanhas. A rigor, é uma responsabilidade de todo profissional e estabelecimento de saúde. A questão é avaliarmos o que a nossa população precisa. Tanto os mais ricos quanto os mais pobres. Os mais afortunados pecam por desperdício e os outros, por carência. Nós criamos isso ao transferir com indiferença a responsabilidade para dois atores, o Estado e a indústria. Esse mesmo Estado que "terceirizou" o seu papel aos partidos e aos políticos não por culpa do profissional de carreira, mas por pressão da classe política. Porém, saúde é política de Estado e não de governo. Já no caso da indústria falta aos médicos um papel regulador mais firme, mais ético, de compromisso com o cidadão no sentido de absorver incrementos tecnológicos que de fato agreguem valor. Redesenhando tudo isto, aí sim poderemos ter um projeto de educação mais consistente, prevenir e tratar com objetividade. Isto se faz educando, usando a avaliação em grupos de risco e efetivamente dentro de uma lógica sustentável em termos de tratamento. Ao ignorarmos essa visão processual, continuaremos na marcha da construção de hospitais do futuro, é verdade, mas negligenciando a necessária visão da saúde do futuro.

15
Um Modelo Eficiente

EMPREENDER UM DIAGNÓSTICO da saúde brasileira é uma tarefa necessária diante das condições atuais e dos desafios da medicina para aqueles que se ocupam de planejar novas alternativas. Uma das tendências observadas nos últimos anos é o aumento do número de participantes no sistema público de alta complexidade. Ela está ancorada na elevação crescente dos custos em função da tecnologia e do próprio envelhecimento da população. Esse movimento acaba sendo reforçado pelo estrangulamento progressivo dos planos de saúde individuais e da própria economia que acabam fazendo do SUS a única alternativa viável ao cidadão. Nota-se ainda uma capacidade reduzida de desenvolvimento e incorporação tecnológica que não se explica apenas pelo custo dos aparelhos, mas também pela necessidade de uma sofisticação resultante da sinergia entre diversos fatores. Para aquilo que é mais caro e complexo, o que observamos é uma nítida necessidade de aprimorar o SUS.

Porém é urgente ir além da crítica. A superação das dificuldades exige a apresentação de idéias exeqüíveis para promover ajustes. Diante de um cenário delineado e acrescido de mudanças no perfil epidemiológico, o atendimento deve ser redimensionado com novos instrumentos para criar uma estrutura sobre a qual possa evoluir. Entre eles, está a incorporação de indicadores de qualidade para avaliar a *performance* do sistema, sua divisão por complexidades, a maior inserção do setor privado (com suas virtudes em termos de agilidade) e a criação de um banco de dados dos usuários que contenha informações essenciais para formar uma plataforma de conhecimento.

Como gestor, uma das funções do Estado é normatizar a utilização de indicadores mais precisos para organizar o sistema. Os atuais índices de mortalidade, o tempo de permanência, as taxas de infecção hospitalar e os custos são muito restritos para dar o suporte necessário à ampliação do atendimento. Portanto, faz parte da pauta de tarefas mínimas para modernização do sistema o estabelecimento de indicadores como segurança, efetividade, eficiência, que, no mínimo, refletem qualidade de um processo na área da saúde. Com esse tipo de acompanhamento, questões que hoje quase não são debatidas – como registro e análise dos erros de medicação e que nos Estados Unidos no ano passado foram responsáveis por cerca de 100 mil casos de morte –, passariam a ser objeto de monitoramento. O intuito dessas medidas é orientar metas e opções em saúde do governo. Sua relevância é ainda maior para definir a prestação de serviços diretos ou contratação da iniciativa privada sempre se orientando na melhor forma de levar a saúde até o cidadão.

A adoção dos indicadores com significado de qualidade e a criação de um banco de dados são propostas a serem discutidas amplamente e que podem ter um impacto profundo na organização dos serviços. Também é importante frisar que nenhuma das idéias de que falaremos a seguir terá sucesso sem a participação de todos os setores envolvidos. Ainda que isso faça o trabalho ser mais árduo, o consenso só pode ser construído com a participação intensa e transparente dos usuários, dos prestadores de serviços públicos, dos agentes privados, das fontes pagadoras e das agências reguladoras.

Por onde começar uma mudança na saúde? Pela porta de entrada do sistema. As queixas sobre o tempo de espera por uma consulta, a carência de equipamentos para exames e a falta de profissionais são tantas e tão constantes que deixam entrever a acomodação do sistema nesses moldes. Mas não se pode tomar a exceção como regra, por mais que se perpetue. Neste caso específico, há muito desperdício colaborando para o panorama ficar como está. Como vimos, a partir da década de

1970 os hospitais passaram a ser o acesso principal à saúde. Apesar da proposta de dividir o setor por complexidades fazer parte das políticas do SUS, esse modelo hospitalocêntrico prevalece e onera o setor até os dias atuais. Por sua vez, as UBS muitas vezes não atingem o padrão de atendimento mínimo para dar segurança aos pacientes. Diante desse diagnóstico, a intervenção primordial é investir na capacitação das UBS para torná-las de fato a recepção dos usuários no sistema público e garantir que exerçam sua função tanto na prevenção como na triagem dos casos a serem enviados para hospitais secundários e terciários. Faz parte desta proposta a interação entre as unidades e os hospitais.

Para resolver essa questão, desenha-se uma rotina mais próxima de troca de informações de modo a criar um eixo longitudinal entre os envolvidos na prática assistencial. Por fim, no que se refere à estrutura de prestação de serviços e por sua baixa complexidade, vejo num plano mais imediato que o atendimento nessas UBS possa continuar sob a responsabilidade do setor público. Nesse campo, a complexidade processual é mínima e não há uma necessidade imediata de inserção de parceiros privados. Nos demais níveis, desde a retirada do apêndice até o transplante de medula, o serviço oferecido à população deve envolver mais amplamente a iniciativa privada porque haveria um ganho sensível de agilidade. Vale a pena lembrar que os mesmos fatores que alimentam a tensão entre a complexidade e a rapidez no atendimento do setor público estão presentes no segmento privado: a visão hospitalocêntrica, que faz o atendimento convergir para os hospitais independentemente de sua gravidade. A manutenção desse comportamento deve-se, em parte, à baixa resolutividade dos ambulatórios e a uma má orientação por parte do usuário. Este, na busca imediata de soluções para problemas crônicos, procura serviços emergenciais lotados em instalações mais caras, como hospitais. Assim, agrega como conseqüência um maior custo a seu atendimento e, não necessariamente, valor. Portanto, essa distorção deve ser objeto de orientação por parte dos prestadores de serviços e dos agentes financiadores.

Um dos desafios do modelo atual é o seu financiamento. A cada dia parece-me mais evidente a vocação do SUS como fonte financiadora e monitoradora dos serviços. Assumir esse papel traria muitos ganhos em um projeto de inclusão, especialmente no tocante à relação entre complexidade e agilidade.

Hoje, diante da complexidade dos processos, dos avanços técnicos de equipamentos e profissionais, o SUS não dispõe de organização processual suficiente para executar em todos os níveis um atendimento que atinja um padrão aceitável de qualidade. Saúde requer muita gente qualificada, muitos insumos e tecnologia. Para complicar, no modelo brasileiro, o SUS funciona como fonte pagadora e também como prestador de serviços em algumas áreas, o que gera inúmeras distorções. Além disso, como mostrou recentemente em estudo, a maioria dos usuários que paga duas vezes pela saúde (descontos salariais de impostos e a parcela do plano) o faz porque não quer depender do SUS. Esse segmento representa aproximadamente 25% da população e seu comportamento evidencia que o setor público está longe de atendê-la adequadamente.

Diante dos indicadores e das análises da *performance* do atual sistema brasileiro, considero bastante promissor e oportuno haver uma maior inserção do setor privado no atendimento à população.

Como funcionaria esse processo? Em vez de sustentar grandes estruturas como hospitais públicos, o SUS destinaria seus recursos à compra dos serviços da iniciativa privada e seria responsável pelo controle da qualidade dessa prestação de serviços (mais adiante falaremos sobre os dados da saúde). Tenho participado de diversos debates ao redor dessa idéia. Apesar de não ser uma proposta inédita, ela ainda sofre resistência de alguns setores que partidarizam o debate. Eles vêem a maior inserção do setor privado como entreguismo da saúde ou a sua privatização, sem qualquer preocupação com a qualidade do atendimento ao cidadão. As organizações sociais que atualmente administram hospitais no Estado de São Paulo são bons exemplos desse tipo de iniciativa. Embora em fase inicial e com aparelhagem recente, mostram-se bastante eficientes.

Um dos questionamentos mais freqüentes é sobre quais seriam as vantagens, para o Estado, em contratar serviços. Uma das mais importantes, na minha opinião, seria a opção por uma visão processual na qual a agilidade no atendimento é prioritária. Deixa-se de pensar a saúde pela quantidade de leitos e aparelhos para entendê-la como um conjunto de recursos que podem ser associados de acordo com protocolos de atendimento. Há uma sensível diferença entre esses dois modos de alocar recursos. Quando se trabalha com a perspectiva processual, não existe a obrigatoriedade de manter ociosidades e contratos desnecessários. Quem investe zela pelo aproveitamento dos recursos e maximiza a sua utilização.

Outro ponto positivo é a capacidade de introduzir processos de alta complexidade e resolutividade no atendimento público a preços viáveis, uma vez que são negociados em escala. Mais uma preocupação freqüentemente manifestada, quando falo da maior participação da iniciativa privada, é a dúvida sobre um possível aumento das pressões para a elevação de preços. Nesse aspecto, um dos fatores auto-reguladores é a existência de uma grande oferta de prestadores, todos competindo por realizar o atendimento com os melhores indicadores.

Questionamentos acerca de mecanismos de concorrência e alocação de recursos são levantados pela sociedade. Para isso, a própria concorrência, a participação nos pregões eletrônicos e a transparência – resultado da maturidade da sociedade e do mundo digitalizado – favorecem para que não ocorram. Mesmo porque, no contexto atual, não existe nenhuma certeza de que esses desvios não possam ocorrer. Há também o receio de favorecimentos na compra dos serviços. Porém, o antídoto para essa prática desonesta é estabelecer critérios claros para a escolha e processos transparentes de seleção. Por exemplo, fazer a triagem dos profissionais segundo indicadores comprovados de *performance* e protocolos de atendimento suportados pela medicina baseada em evidências. Além disso, o estabelecimento das necessidades para credenciar a rede deve se dar de acordo com critérios regionais. Em São Paulo, há uma demanda por fortes programas de saúde mental representados por psiquiatras nas UBS, pois há muita violência decorrente de questões relativas à depressão e ao alcoolismo.

O setor suplementar, portanto, pode vir a ser um grande prestador de serviços também financiado pelo SUS. Em um mundo ideal, com a ampliação da estrutura de atendimento e a qualidade dos serviços contratados, seria de se supor, inclusive, o desaparecimento dos planos de saúde. A lógica é a seguinte: no Brasil, têm-se os planos porque o sistema público é muito ruim. Se ele melhorar, não há necessidade de pagar um sistema paralelo se é possível ter bom atendimento por preços mais justos. Seria uma forma de inclusão da maioria da população em um novo modelo de saúde coletiva. Hospitais privados, laboratórios de análises clínicas e profissionais que atendem em consultório teriam interesse em participar mediante remuneração adequada. Isso tudo numa postura visionária de eqüidade, mas com nivelamento em qualidade e não com achatamento de remunerações como almejam alguns.

No que se refere aos médicos, a remuneração proposta seguiria também outros moldes, como prevê o pagamento por *performance* (PPP). É um recurso que se contrapõe à ação fragmentada e pontual. Especialistas com visão global do tratamento do paciente e praticantes de uma medicina baseada em evidências seriam mais bem remunerados.

Esse avanço em nosso meio poderia representar uma oportunidade de melhoria na remuneração médica, pois certos custos seriam excluídos. Digo isso porque, nos Estados Unidos, os dados de alocação de recursos em saúde mostram que a parcela destinada ao pagamento do profissional não vem sofrendo aumento significativo. Na verdade, o grande incremento de dinheiro se refere às inovações tecnológicas e gestão administrativa que acabam absorvendo recursos, como objeto de consumo e não como fruto de uma prática assistencial apoiada em qualidade. O médico que se envolver em uma alocação mais racional, medindo valor a sua prática, criando práticas mais mensuráveis e com menor necessidade de processos de auditoria, utilizando com equilíbrio a tecnologia, eliminaria parte do desperdício e, conseqüentemente, receberia melhor remuneração.

Para o cliente, alvo de todo o processo, uma das vantagens é ter quem efetivamente cobre por qualidade, missão que recairia sobre os órgãos governamentais. No modelo atual, no entanto, isso não se dá porque é o governo quem executa e ao mesmo tempo fiscaliza a prestação, o que é um erro. Quem executa não pode auditar. Mas, fundamentalmente, receber a atenção à saúde de que necessita em tempo hábil seria a garantia. O governo também ganharia. Se for assim, resumirá seu papel, precisará de menos gente e terá foco na sua atividade fim, que não seria prestar serviços em saúde.

Por fim, não se pode esquecer de que um projeto consistente inclui também aspectos de promoção social, prevenção, terapêutica e reabilitação. Prospectivamente, essa abordagem remete à destinação de recursos para suprir a continuidade do atendimento. Um indivíduo operado da coluna, por exemplo, poderia eventualmente ter sido poupado de uma cirurgia mediante o diagnóstico precoce ou medidas preventivas. Ainda que a operação fosse indispensável, o apoio técnico posterior para a plena recuperação trará benefícios tanto para o paciente como para o gerenciamento dos custos adicionais com uma inesperada dificuldade de retomar as habilidades funcionais. Fica evidente, portanto, que o investimento em políticas de qualidade (do atendimento) com foco na qualidade de vida (do paciente) contém, em si, possibilidades de barateamento do custo do processo.

Devo fazer uma ressalva relacionada com o passado, o presente e o futuro da saúde. Como gestor, posso afirmar que nada vai para frente sem um levantamento sério de informações. A implementação de ajustes estruturais está vinculada ao conhecimento das dimensões, da dinâmica e das metas a serem atingidas. Isso vale especialmente para a área da saúde. Qualquer providência neste âmbito deve estar alicerçada em dados epidemiológicos sobre as doenças mais preponderantes e no levantamento dos recursos investidos e disponíveis reunidos com rigor científico. Claro como água: é necessário saber com o quê, quanto e como se gasta. Infelizmente, poucos gestores trabalham sobre modelos de racionalidade tecnossocial como esse. No entanto, seria um ganho enorme se o fizessem.

A ferramenta permite trabalhar com a perspectiva de qualidade e inclusão social. Seu passo a passo se inicia com a caracterização epidemiológica. As fases seguintes são a identificação das alternativas e a seleção daquelas que se mostrarem viáveis, a análise da efetividade e da eficácia das alternativas e dos custos. Tudo isso precede a tomada de decisão, feita após considerarmos as prioridades e os desafios colocados pelas doenças. Esse mapa deve ser traçado levando em conta as enfermidades mais complexas e mais prevalentes (como as doenças cardiovasculares), as psiquiátricas (caso de esquizofrenia, autismo, depressão e ansiedade), os males infecciosos e os problemas associados ao envelhecimento.

Porém pouco adiantará reunir dados se eles não forem compartilhados e aplicados. Informação é poder. Por isso, independentemente do tamanho da população atendida, a existência de um mecanismo informatizado de troca de informações é vital. Sua utilização é ainda maior quando as ações são pautadas pela qualidade. Para que isso funcione, insisto, deve-se criar um banco de dados e definir metodologias para a coleta de informações de modo a permitir que elas sejam reveladoras das condições do sistema. É o processamento dos dados sobre a taxa de infecção hospitalar, gastos com equipamentos e medicamentos, entre outros, que evidenciará a situação da saúde. Também faz diferença aferir os níveis de *performance*, como as taxas de ocupação, de permanência médica e o índice de giro de pacientes para estabelecer metas e cobrá-las.

Até hoje no Brasil a produção de estatísticas como essas não foi levada a sério como deveria. No que se refere ao usuário, o próprio cartão do SUS funciona apenas para identificação, sem permitir a reunião do histórico de saúde do titular. É uma pena e uma perda. E também um alerta de que precisamos dar um salto tecnológico tanto no aprimoramento dos serviços quanto no treinamento de pessoal para lidar com essas informações em vários níveis, incluindo as UBS na periferia da cidade. O investimento em informática também é suporte para a atualização profissional e para a troca de informações com redes internacionais de pesquisadores.

Como já disse, saúde é uma política de Estado, não de governo e muito menos tema de manipulação partidária. Nesse sentido, faz parte da agenda pensar a saúde da próxima década. Qualquer país minimamente comprometido com o desenvolvimento e a qualidade de vida não deixa de traçar planos e tomar iniciativas com os olhos nesse futuro próximo. No Brasil, estamos muito atrasados frente à uma organização do sistema para abrigar, por exemplo, o aumento do volume de pessoas que procurarão assistência para problemas cardíacos, doenças mentais e neurológicas. Para dar uma dimensão do que se avizinha, os norte-americanos com doenças crônicas representam um custo três a cinco vezes maior para o sistema de saúde do que aqueles que não têm fator crônico. Eles ocupam 96% dos serviços de *home care*, 69% das diárias hospitalares e 55% dos atendimentos de urgência. Nessa conjuntura, o controle de custos assume grande peso na escolha das estratégias para lidar com o gerenciamento das doenças (ou *Disease Management*), um vasto campo que recentemente começou a ser mais explorado no Brasil. Esse trabalho está conquistando espaço nos planos de ação das grandes instituições da saúde mundial porque tem se mostrado uma estratégia de negócios viável pelos parâmetros da qualidade.

Tanto é assim que os gigantes da indústria eletrônica de consumo estão desenvolvendo produtos voltados para levar o gerenciamento de doenças para a sala de visita do consumidor. Sua ênfase é o monitoramento remoto dos pacientes. Em pouco tempo haverá, por exemplo, uma nova geração de aparelhos para medir, a distância, a concentração de oxigênio no ar expirado pelos pulmões, com remessa de dados pelo computador, detectando instabilidades em pacientes com doenças pulmonares crônicas. Sua aplicação no cotidiano poderá trazer inúmeros benefícios. No caso de um paciente com doença pulmonar obstrutiva crônica (DPOC), a elevação nos níveis de gás carbônico exalado indica que o paciente precisa de cuidados especiais, como a inalação com oxigênio. Sem essa informação, a tendência é a dificuldade respiratória se complicar e evoluir para quadros ainda mais graves, como a pneumonia, muitas vezes com necessidade de internação em unidade de terapia intensiva, especialmente se o paciente for idoso.

O passo seguinte na evolução que já se aproxima será o surgimento de uma "assistência sem fronteiras", com tecnologia sem fio (*wireless*) e aparelhos customizados, para que os clientes "façam do seu jeito". De todo modo, são apenas exemplos do quê nos reserva o futuro da medicina.

Também podemos esperar para breve anúncios de avanços nos exames de imagem funcional, que permitirão diagnósticos muito mais precoces em fases ainda metabólicas, isto é, sem lesão ou manifestação evidente, com tratamentos apoiados na genômica, terapias com células-tronco e novas aplicações em informática, eletrônica, robótica e nanotecnologia, mais especificidade e menos efeitos colaterais. São segmentos nos quais há grande investimento de governos e da indústria. Ainda que pareçam remotas, tais tecnologias se aproximam rapidamente. Cabe ao gestor avaliar a possibilidade de inseri-las nos protocolos de tratamentos, considerando a redução processual de custos. Visto por essa perspectiva, o futuro já começou.